Vom Jäger & Sammler zum Stubenhocker!

DR. MED. BERND REINHARDT

Vom Jäger & Sammler zum Stubenhocker!

Fort-Schritt oder Rück-Entwicklung?

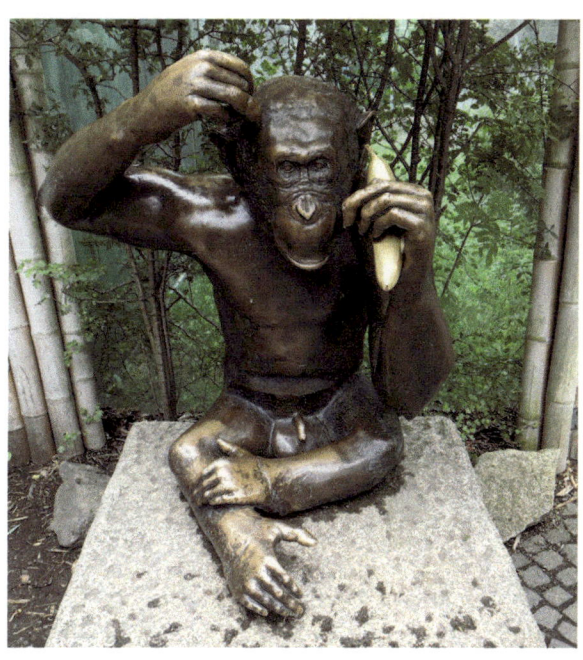

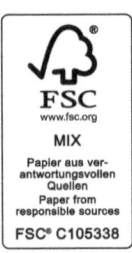

**Bibliografische Information
der Deutschen Nationalbibliothek:**
Die Deutsche Nationalbibliothek verzeichnet diese Publikation in
der Deutschen Nationalbibliografie;
detaillierte bibliografische Daten sind im Internet
über http://dnb.dnb.de abrufbar.

© 2024 Dr. med. Bernd Reinhardt
Verlag: BoD – Books on Demand,
In de Tarpen 42, 22848 Norderstedt
Druck: Libri Plureos GmbH,
Friedensallee 273, 22763 Hamburg

ISBN: 9-783-7597-5248-2

Inhalt

Vorwort

Ein etwas abgewandeltes, aktualisiertes Zitat aus dem Buch „Lucy, die Anfänge der Menschheit" sagt aus:

„Es war ein reiner Glücks-Zufall, dass die Evolution innerhalb von ca. 4 bis 5 Millionen Jahren die Entwicklung und Fähigkeit des Menschen, auf den eigenen Füßen, aufrecht zu stehen und gehen und die Hände zu benutzen, zu einer späteren Entwicklung von Werkzeugen und dem Entstehen einer Kultur beigetragen hat, dass sich dabei das Gehirn vergrößerte und sich die Spezies Mensch (die Art) aktuell auf eine Anzahl von 8 Milliarden weltweit vermehren konnte".

Dabei lässt sich bei jedem Neugeborenen im Verlauf seines ersten Lebensjahres,-im Gegensatz zu den 4-5 Millionen Jahren der Aufrichtungs-Entwicklung des Menschen im Verlauf der Evolution-, die erstaunte Freude über seine Aufrichtung in den Stand und seine ersten Schritte beobachten.

Seht Ihr: „Ich kann stehen, gehen und mich zielgerichtet fortbewegen!"

Für Eltern und Kleinkind ein einmaliges, aber leider heutzutage,-bis zum ersten Schultag-, vorübergehendes Erlebnis!

Fakt ist:

Der aufrechte Stand und die unersetzliche Bewegungs-Vielfalt hat der Spezies „Mensch" („homo") Überleben und Fortbestand ermöglicht!

Seit Jahrzehnten ist eine Verhaltens-Veränderung der „modernen Gesellschaft", vom aufrecht stehenden und gehenden zum immer mehr sitzenden Menschen, festzustellen.

Die damit verbundene Bewegungsarmut und Minimierung einer Bewegungsvielfalt zeigt,- in zunehmenden Maße-, ganzheitliche, negative gesundheitliche Folgen an Körper und „Geist"!

Eine Umgestaltung des „homo erectus", des aufgerichteten Menschen-, seiner tragenden Säule, der Wirbelsäule, der von Bewegung abhängige Existenz der Organe wie Gehirn, Herz, Blut-und Lymph-Kreislauf, Lunge, Darm, Muskulatur, Gelenke, Knochen und letztendlich seines Befindens, ist durchaus denkbar, denn **Nicht-Gebrauchtes verkümmert**, verschwindet nach einem biologischen Grundgesetz!

Die Aufklärung, das Verständnis, die Akzeptanz und die Umsetzung der „modernen", heute und zukünftig, vorwiegend sesshaften Mitmenschen, ist längst überfällig notwendig und nicht hinaus zu zögern!

Das Wissen, Warum, Wie, wie oft man sich bewegen sollte, um das entstandene, für die eigene Gesundheit

bedrohliche, tägliche   Bewegungsdefizit auszuglei-
chen, **ist zumeist unzureichend**!

Um diese Erkenntnis „kreisen" meine ärztlichen Bemühungen!

Nicht zu übersehen und zu überhören sind die Ermah-
nungen der WHO, (Weltgesundheits-Organisation), die
auf die weltweite Erkrankungshäufigkeit und damit
Kostenverursachung für die Allgemeinheit infolge des
ständigen Sitzens hinweisen!

Einleitung

WHO: Körperliche Inaktivität ist weltweit der viertgrößte Risikofaktor für Sterblichkeit und viele Krankheiten. Trotzdem bewegen sich die „modernen" Menschen zu wenig.

Einige Autoren sprechen sogar von einer Pandemie körperlicher Inaktivität.

Um hier entgegenzuwirken, hat die Weltgesundheitsorganisation (WHO) am 26. November 2020 neue Leitlinien zu körperlicher Aktivität und sitzendem Verhalten publiziert.

Aktuell, Juni 2024, schlägt die WHO mit folgendem Aufruf Alarm:

„Im weltweiten Durchschnitt sind 31 % der Erwachsenen nicht genügend aktiv , insgesamt 1,8 Milliarden Menschen. Wenn nicht mehr getan würde, dürften es nach WHO-Angaben 2030 schon 35 % sein. Besonders hoch ist die Rate körperlicher Inaktivität in reichen Ländern der Asien-Pazifik-Region mit 48 % und in Südasien mit 45%."

„Regierungen müssten dafür sorgen, dass es überall und für alle gute Möglichkeiten für körperliche Bewegung gebe. Dazu gehören Rad- und Wanderwege, Parks und Freizeitanlagen, die jeder für sich nutzen kann, und eine gute, sichere Umwelt. Dazu gehören Fitnesswochen und andere Initiativen, **um die Menschen von den Stühlen zu holen!"**

Ergänzend muss gesagt werden, dass den Menschen ein aufgefrischtes Körperbewusstsein, mehr Achtsamkeit für den eigenen Körper vermittelt werden sollte.

Dazu ist allerdings erforderlich, dass der Mensch, von frühester Jugend an bis ins hohe Alter, mehr über seinen eigenen Körper und dessen Funktionen informiert ist!

(Leitlinien siehe Seite xx)

Ein Gerät beherrscht die moderne Welt: der Stuhl!

Der Stuhl, ausgehend vom germanischen Wort „Gestell", beherrscht unsere „moderne" Welt, seitdem in der „ bürgerlichen Neuzeit" auch der normale Bürger Stühle besitzen durfte.

Heutzutage möchte fast niemand mehr auf dieses unser Leben begleitende Sitzgerät („zweite Haut") verzichten.

Stühle dienen als Lehr-, Beicht-, Klavier-, Zahnarzt-, Roll-, Dreh-, Klapp-, Schaukel-, Klavier-, Kindergarten-, Lehr-, Schul- und Bürostuhl! Die Aufzählung der Gebrauchsliste für Stühle ließe sich unendlich fortsetzen!

Bürostühle haben sich mit den Jahren zu wahren Bürostuhlkreationen entwickelt.

Mit ihren technischen Bewegungsangeboten bieten sie dem Besitzer die Möglichkeit, sein aufgestautes Bewegungsdefizit *etwas* zu verringern – wohlgemerkt – ohne seinen Sitz verlassen zu müssen.

Bei der Anschaffung von Bürostühlen spielen verschiedenste Entscheidungskräfte eine bedeutende Rolle: Der Innenarchitekt achtet bei der Bestuhlung zuerst auf die Abstimmung mit dem Raum und dessen Gestaltung, der

Unternehmer auf die Kosten, der Angestellte auf die paritätische Verteilung. Symbolik demonstriert der Chefsessel mit höherer Rückenlehne.

Das äußere Erscheinungsbild eines Gestühls ist bei seiner Anschaffung meistens allein von größerer Bedeutung als sein optimaler Nutzen!

Zu beachten ist : Auf dem „besten" Stuhl kann man „falsch", nicht physiologisch, sitzen! Oft wird der Bürostuhl bereits falsch ausgewählt, vom Verkäufer unzureichend über die korrekten Einstell-Möglichkeiten aufgeklärt, nicht nach mitgelieferter Gebrauchsanweisung eingestellt und falsch besessen!

Wie bei einem hochpreisigen Fotoapparat die meisten Funktionsmöglichkeiten nach dem Kauf zumeist ungenutzt bleiben, so werden die ausgeklügelten technischen Möglichkeiten, den Stuhl an den oder an die wechselnden Besitzer und deren Tätigkeitsprofil anzupassen, mit der Zeit häufig vernachlässigt!

Auf jedem Kindergeburtstag ist die „Reise nach Jerusalem" ein beliebtes Spiel. Die Stühle werden im Kreis angeordnet, und zwar ein Stuhl weniger als Teilnehmer. Diese stellen sich ebenfalls im Kreis hinter den Stühlen auf. Sobald der Spielleiter die Musik ertönen lässt, müssen alle im Kreis um die Stühle laufen. Der Spielleiter stoppt die Musik zu einem willkürlichen Zeitpunkt; dann muss jeder Teilnehmer versuchen, sich möglichst schnell auf einen freien Stuhl zu setzen; dabei bleibt ein Teilnehmer ohne Eroberung eines Stuhls stehen und scheidet aus! Das Spiel wird so lange fortgesetzt, bis nur noch ein Teilnehmer stehend übrig bleibt.

Wie später im richtigen Leben!

Wer sich im Betrieb einen Stuhl (=Arbeitsplatz) „ ergattert" hat, wird diesen „Besitz" – ob passend oder nicht passend – nicht freiwillig aufgeben!

Nicht umsonst sitzt der Papst auf dem unkündbaren „Heiligen Stuhl"!

„Homo sedens" (der sitzende Mensch) müsste das Wesen heißen, das in der Regel nicht schwimmt wie der Fisch, nicht kriecht wie die Schlange, nicht hockt wie der Frosch, das nicht krabbelt wie der Käfer, nicht schleicht wie der Tiger, nicht kauert wie der Hase und nicht baumelt wie der Affe, sondern sitzt!

„Eine echte funktions-anatomische ‚Zeitenwende' für einen beachtlichen Anteil der scheinbar *‚fort-schrittlichen'* Menschen dieses Planeten hat sich *durchgesetzt!*"

Die Wandlung vom aufrechten, stehenden und gehenden zum überwiegend sitzenden Menschen der Gattung Homo sedens, sedativum (beruhigten, gezähmten Menschen) hat sich bereits vollzogen.[1]

Unsere gesamte Umwelt ist mobil: Auto, Zug, Flugzeug, Satelliten, Raketen zum Mond und Mars!

Der moderne Mensch dagegen *„klebt"* an seinem Stuhl

nach dem Motto und der Erkenntnis: „Vom Sitz aus lässt sich fast alles regeln."

Von Sitzung zu Sitzung bewegt sich das „Sitzfleisch". Richter sitzen mit ihren Beisitzern zu Gericht und beurteilen, ob der Delinquent „sitzen" muss! Bisher die einzige allgemein bekannte und akzeptierte „Bestrafung", die das Wort „Sitzen" ausdrückt !!!

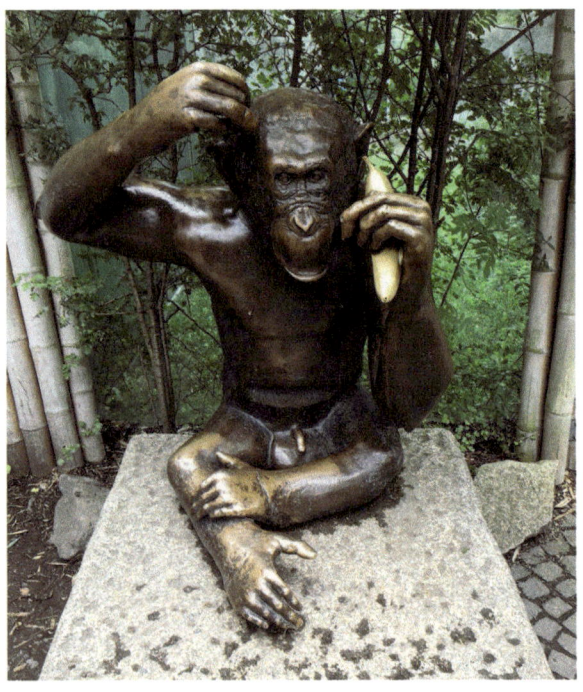

Entwickelt sich der Mensch vom Homo erectus-sapiens (aufrecht und weise) evolutionär zurück zum Homo sedens, dem sitzenden Menschen? (Bild-Quelle: W. Wittmann, Bildhauerin). Die Bronze-Skulptur steht vor dem Eingang zum Münchner Zoo Hellabrunn.

So lesen wir bei Wikipedia:

Zitat: „Sitzen ist eine der Grundhaltungen des Menschen. Bei dieser Körperhaltung ist der Oberkörper aufgerichtet, und der größte Teil des Körpergewichtes ruht auf dem Gesäß oder den angewinkelten Oberschenkeln."

Diese Beschreibung ist wenig brauchbar und nur eingeschränkt richtig: Ein großer Anteil der Menschheit ruht in der Hockstellung (Asien, Indien, Südamerika/Anden) oder verweilt bodennah (Arabien, Afrika).

Rückenfreundliches Sitzen bedeutet in unseren Breitengraden:

Auf den beiden spürbaren Sitzbeinknochen des Beckens unruhig und dynamisch zu sitzen, dabei stets die Balance um das Körperlot zu berücksichtigen, keinesfalls starr und ständig aufrecht zu sitzen!

Deutsche sitzen im Mittel 7 ½ Stunden am Tag, zum Vergleich: Kolumbianer, Brasilianer und Portugiesen sitzen etwa 3 Stunden am Tag.

Am bayerischen Stammtisch und im Büro „hocka dia, dia oiwei do hocka" (Hier sitzen diejenigen, die immer da sitzen).

Loriots Sketch: „Ich möchte nur sitzen!" ist Ausdruck unseres Zeitgeschehens!

Studien in den USA und Australien haben ergeben, dass

Menschen, die sich viel bewegen, eine um fünf Jahre höhere Lebenserwartung haben als jene, die vor allem sitzen.

„Sitzen sei das neue Rauchen"![2]

Quelle: Dr. Kelly Starett, Julie Starrett, Glen Cordoza, Riva-Verlag; die aufrüttelnde Aussage wurde von den „Bewegungsdocs" im NDR übernommen und weiterverbreitet.

Internationale Experten sprechen von einer neuen Krankheit, der *Sitzkrankheit,* oder zutreffender ausgedrückt: den Sitzkrankheiten.

Keine Falsch-Nachrichten:

Ständiges Sitzen schädigt auf lange Sicht sämtliche Organe des Körpers.

Die Auswertung einer WHO-Meta-Studie zum Thema Sitzen mit über 4000 Teilnehmern über einen Zeitraum von zehn Jahren wurde ausgewertet und kam zu folgendem Ergebnis: Menschen die angaben, mehr als zehn Stunden täglich zu sitzen, sich aber jeden Tag 30 Minuten lang mäßig bis intensiv bewegten, wiesen ein wesentlich geringeres Risiko auf, früher zu sterben.

Eine Untersuchung der Harvard Medical School erwägt sogar, dass **Demenz** eine Folge ständigen Sitzens sein kann.

Der Zusammenhang zwischen Herz- und Hirnfunktion sollte ja sollte weitläufig bekannt sein!

Eine Studie von Prof. Dr. Dr. Michael Leitzmann und Mitarbeitern von der Universität Regensburg (NAKO, größte deutschlandweite Bevölkerungsstudie zur Erforschung von Krankheiten, darunter **Krebserkrankungen**), fand einen **Zusammenhang zwischen Krebserkrankungen und langem Sitzen** heraus. Unter 4 Millionen Teilnehmern, deren Sitzgewohnheiten untersucht und dokumentiert wurden, traten Lungen-, Darm- und Gebärmutterschleimhautkrebs häufiger auf, je länger die Personen am Tag vor dem Computer oder Fernseher saßen. Freizeitsport hatte offenbar keinen Einfluss auf die Entstehung der Erkrankung.

Von der Bundesanstalt für Arbeitsschutz und Arbeitsmedizin wurde aktuell statistisch ermittelt, dass 53,4 % der Menschen ihre Arbeit vorwiegend im Sitzen verrichten.

Erstaunlich war die Feststellung, dass nur 19,6 % der Befragten das Sitzen als Belastung wahrnehmen. Die Statistiken der Krankenkassen werden völlig andere Ergebnisse zeigen.

Allein die Zahlen der **Sitz-Erkrankungen** – insbesondere aufgrund von Arbeiten am Computer – im orthopädischen Bereich (Nacken, Schultergürtel, Arme, Hände) sind erschreckend hoch und steigen in einer exponentiell verlaufenden Kurve steil nach oben an!

Die relativ geringe Anzahl der Menschen, die ihren Sitzberuf noch nicht als Belastung empfinden, zeigt, dass viele unterschiedliche Erkrankungen erst dann erkannt werden, wenn Organschäden sich durch Schmerzen oder andere ungewohnte, oft schon bedrohliche Symptome bemerkbar machen und den Leidensdruck erhöhen.

Viele Menschen verdrängen Gedanken, Missempfindungen und selbst Schmerzen, um ihren Arbeitsplatz nicht zu gefährden und nicht vom gewohnten Umfeld weichen zu müssen. Dafür stellen sie sogar ihr eigenes Wohlempfinden hintan.

Im Auftrag des Büromöbelherstellers Wilkhahn (aus Bad Münder am Deister) an TNS Emnid Marktforschungsinstitut in Bielefeld wurden 1090 Büroangestellte gefragt, ob sie sich mehr Bewegung und Bewegungsmöglichkeiten während ihres Büroalltags wünschten. 48 % hatten den Wunsch, sich mehr bewegen zu können; bei den unter 29-Jährigen waren es sogar 59 %, die sich nach mehr Bewegungsfreiheit während der Arbeitszeit sehnten!

Liebe Leserinnen und Leser dieses Ratgebers: Ich möchte Sie keineswegs erschrecken und dahingehend verunsichern, dass die angeführten Erkrankungsmöglichkeiten bei dem von Ihnen ausgeübten Sitzberuf unausweichlich sind und dass es Ihnen nicht erspart bleibt, sie am eigenen Körper erfahren zu müssen. Ganz im Gegenteil! Ich möchte Sie für Ihren Körper begeistern.

Ich möchte Sie dazu animieren, die fantastischen Funktionen Ihrer einzelnen Organe besser zu verstehen und Ihrem Körper mehr Achtsamkeit und Bewegung zukommen zu lassen, damit Sie möglichst lange gesund bleiben und sich wohlfühlen.

Ich „verbreite" hier nur das eigentlich obligate und sträflich vernachlässigte Schulwissen zur Erhaltung Ihrer Gesundheit!

Das Wissen über den eigenen Körper ist allgemein sehr dürftig!

Erkenntnis!
„In einem gesunden Körper
wohnt ein gesunder Geist!"
Lucius Annaeus Seneca, römischer Philosoph, Naturforscher und Politiker (4 v. Chr.–65 n. Chr.)

Oder Wunschdenken?!
„Orandum est, ut sit mens sana in corpore sano."
(**Es ist zu wünschen**, dass ein gesunder Geist in einem gesunden Körper sei.")
Juvenal, römischer Satiriker (ca. 60–127 n. Chr.)

Ohne einen gesunden Körper und einen gesunden Geist sind Sie den heutigen Alltags- und Arbeitsbelastungen nur bedingt gewachsen! „Burn-out" ist fast zum Tagesgespräch geworden, analog zum englischen „Wetter-Talk "!

Es ist rundum zu beobachten, dass in unserer Zeit aufgrund der Hektik im Alltags- und Berufsleben unser eigenes *Körperbewusstsein* zunehmend schwindet!

Man verfügt über umfangreiche Kenntnisse über die Computerarbeit und wie das Auto funktioniert, aber rätselt mit Unverständnis darüber, warum der eigene „Herz-Motor" plötzlich „stolpert", warum die eigene Denk- und Leistungsfähigkeit, die Kondition – unabhängig vom Alter – erschreckend schwindet, warum Gelenke ihre normale Beweglichkeit verweigern, warum die Sehkraft am Computer nachlässt, warum der Rücken schmerzt, warum die Beine anschwellen, warum sich plötzlich ein Diabetes einstellt, warum Krampfadern entstehen, **warum, warum, warum** ...?

Welche Erkenntnis und welche Konsequenzen müssen wir daraus ziehen?

Das Bewegungsdefizit, das der Körper durch ständiges Sitzen, lange Konzentrationsphasen und konstante Anspannung anhäuft, muss durch in den Alltag und Arbeitstag integrierte Bewegungs-, Atem- und Entspannungspausen abgebaut werden.

Deshalb sollte das **11. Gebot**, für dessen Berechtigung und Erkenntnis wir nicht erst auf den Berg Sinai (Moses) oder auf den Berg Sira (Mohammed) steigen müssen, lauten:

Du sollst dich mehr bewegen!

Übrigens hat der Prophet Mohammed seinen Anhängern gesundheitlich vorteilhafte Empfehlungen und Vorschriften gegeben:

5-mal täglich: Reinigung, Schuhe ausziehen, gen Mekka *verbeugen!*

Der gesunde Rhythmus des Lebens verläuft wellenförmig! Der Anspannung muss eine Entspannung folgen. Dies gilt sowohl für den Körper als auch für den Geist!

Bewegung ist lebenswichtig! Warum???

Selbst Lebewesen, die nur aus einer einzigen Zelle bestehen, wie beispielsweise Bakterien, Amöben, Pantoffel- oder Augentierchen, müssen sich bewegen; sie müssen pulsieren, um zu leben!

Bewegung ist für alle Kreaturen und Pflanzen lebenswichtig!

Die angebotenen, den Alltag und speziell den Arbeitstag kurzzeitig unterbrechenden Übungen stellen für Sie keinen Zeitverlust dar, sondern *bieten im Alltag und speziell im Beruf eine schnelle und wirksame Regeneration Ihrer geistigen Aufnahmefähigkeit und der Aktivierung und Erhaltung sämtlicher Organfunktionen.*

Unsere Bewegung produziert mit der Muskelarbeit die Arbeitstemperatur unseres Körpers (um 37 °C), die jede einzelne unserer Billionen Zellen benötigt, um ihren Stoffwechsel aufrechtzuerhalten.

Erleben Sie neue Bewegungsfreude, denn diese erwärmt unser privates, gesellschaftliches und berufliches Miteinander!

Das Hauptmerkmal des Lebewesens, das sich „Mensch" nennt, ist sein aufrechter Stand und Gang!

Das Lebewesen „Mensch", lateinisch „homo", hat sich im Lauf eines biologischen Vorgangs über Millionen Jahre durch genetische, vererbbare Merkmale an die zunehmenden Anforderungen des Lebens auf der Erde angepasst und den aufrechten Gang entwickelt, der ihm viele Vorteile bot.

Die Hände wurden frei für neue Fertigkeiten, und parallel dazu vergrößerte sich das Gehirn und verbesserten sich dessen Funktionen. Durch seine hinzugewonnen Handfertigkeiten war der Mensch in der Lage, seine Lebensbedingungen zu verbessern und seine Überlebenschancen zu optimieren.

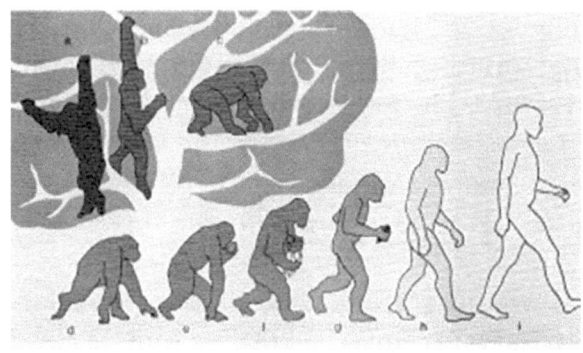

Die Entwicklung zum aufrecht gehenden Menschen.
Quelle: „Exempla Neurologica" der Fa. Cascan GmbH Wiesbaden

Das positive Ergebnis der Evolution bot dem Menschen eine besser Übersicht über seine Umgebung, freie, für vielfältige Handlungen nützliche Hände (handwerkliche Tätigkeiten) sowie eine schnellere Fortbewegung auf zwei Beinen und Füßen (Jagd, Flucht, Ortswechsel). Durch neue Aufgaben und Bedürfnisse entwickelten sich auch seine Sinnesorgane (Sehen, Hören, Geruch, Geschmack, Gespür) und sein Intellekt weiter.

Um einen vorteilhaften aufrechten Gang zu entwickeln, bedurfte es einer gewaltigen, aber lohnenswerten körperlichen **Umgestaltung** der Wirbelsäule, der Gelenke, der Füße, der Muskulatur, der inneren Organe (Veränderung der Ernährung) und des Nervensystems (Reaktionsfähigkeit und Denkvermögens).

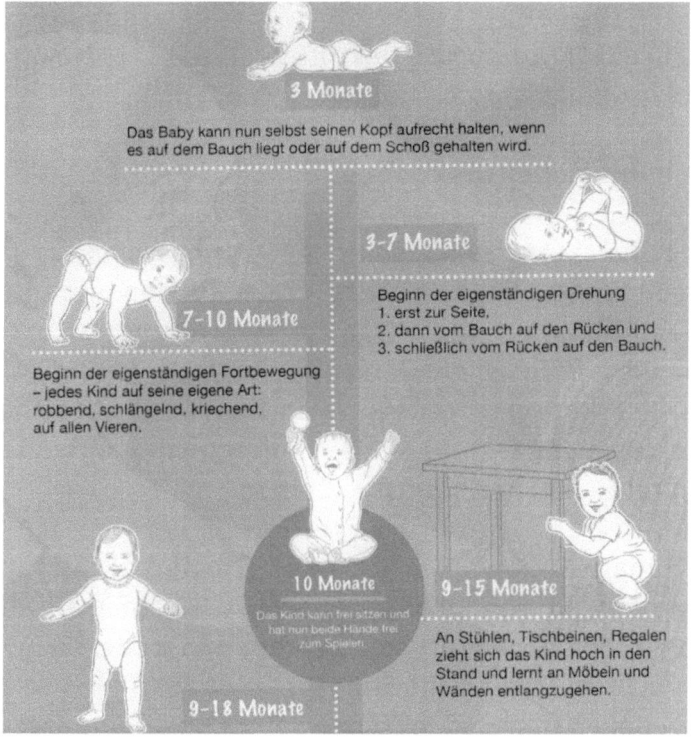

Quelle: Bundeszentrale für gesundheitliche Aufklärung (BZgA), BY-NC-ND, August 2024

Die gelungene Aufrichtung war – und das bedeutet sie nach wie vor – ein ständiger Kampf gegen die Erdanziehung (Schwerkraft), welche die Erdmasse auf jedes menschliche, tierische und pflanzliche Geschöpf rund um die Uhr, Tag für Tag, an jedem Ort auf dieser Erde ausübt.

Am Kleinkind können wir erleben, wozu die Evolution Jahrmillionen gebraucht hat. Mit angeborenem Lebenswillen gelingt es dem Kleinkind, in einem Jahr vom Robben über das Krabbeln (Vierfüßler-Gang) und Sitzen schließlich das „Stehen" und „Gehen" zu erleben!

„Heureka"! (Ausspruch des altgriechischen Mathematikers Archimedes: „Ich habe es gefunden"!)

Ich kann stehen und gehen!

Die Entwicklung zum Menschen (Gattung *Homo*), so wird angenommen, begann vor ca. drei Millionen Jahren. Vor zwei Millionen Jahren war die Verbreitung der ersten „Menschen" in vollem Gange. Vor ca. einer Million Jahre war der Mensch bereits in Australien (Australopithecinen) angelangt – dank seinem aufrechten Gang und seinen schnellen und robusten Beinen.

In Hadar (Äthiopien) und Laetoli (Tansania) fand man erste Fußspuren und damit Hinweise für einen aufrechten Gang vor 3,5 Millionen Jahren, und in der Olduvai-Schlucht im Norden Tansanias wurden Fossilien von verschiedenen Hominiden *(Homo habilis* und *Homo erectus)* gefunden, Frühmenschen, die bereits stehen und gehen konnten.

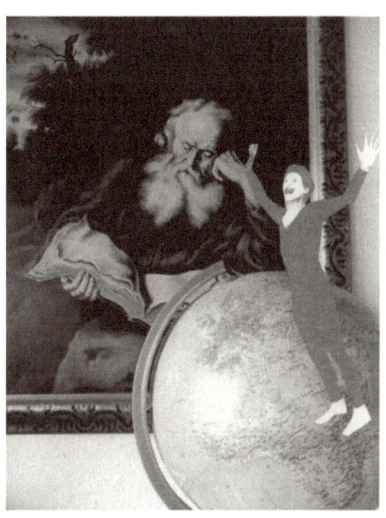

Der Mensch steht, geht und erobert zu Fuß(!) von Afrika aus alle Welt. Eigenes Foto: Gemälde meines Vaters: eine Kopie des holländischen Malers Salomon Koninck (Der Eremit).

Schließlich wurde das Weltall mit diesem Bild von uns Menschen in Kenntnis gesetzt! **Dieses Abbild wurde zu einer Verpflichtung!**

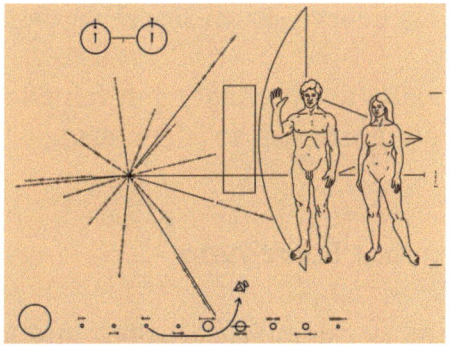

NASA: Grußbotschaft an außerirdische Kulturen in der Raumsonde Pioneer 10 Quelle: Wikimedia Commons

Wäre die Gravitation(Erdanziehung) nicht vorhanden, würden wir schon längst von der Erde, die sich in 24 Stunden mit einer Geschwindigkeit von ca. 1670 km/h einmal um ihre Achse dreht, ins Weltall geschleudert werden.

Im Jahr 2023 liegen, sitzen, hocken, stehen, gehen, laufen, fahren, springen, hüpfen und fliegen mehr als 8 Milliarden (8 000 000 000 000) menschliche Wesen auf diesem Erdball, alle unter ständiger Einwirkung der Erdanziehung.

Während Menschen in Afrika und Asien ihre Ruhe nach wie vor in der Hocke finden und in der Hocke arbeiten, sitzen „fortschrittliche" Menschen der Industrienationen den größten Teil des Tages auf ihrem „Sitzfleisch"!

Sitzen beherrscht den Tagesablauf: Vom Frühstückstisch aufgestanden, sitzt man in verschiedenen Transportmitteln und lässt sich zum Sitz-Arbeitsplatz bringen und wieder zurück; abends lümmelt man stundenlang auf dem bequemen Sofa oder in einem Sessel vor dem Fernseher .

Dabei ließe sich das vorwiegend durch das Sitzen ausgelöste Bewegungsdefizit so leicht ausgleichen:

Übungsangebot Bewegung

Wenn wir uns aus dem Sitz erheben und im Körperlot stehen, leisten wir ein G, das heißt eine Einheit „Erd-Schwerkraft", die uns zum Mittelpunkt der Erde zieht.

Nach einem Freudensprung landen wir mit ca. 4–6 G auf dem Boden.

Unsere Muskeln, Gelenke und unser Rücken müssen den Druck auffangen und abfedern. **Belastung ist der Entwicklungsreiz** für die Entwicklung und Gesunderhaltung des Menschen!

Durch die Erdanziehung sind wir „bodenständig" und standfest geworden bzw. sollten es sein!

Hier einige Übungsvorschläge zur besseren Bewältigung der Schwerkraft:

- Nach dem Motto „der frühe Vogel fängt den Wurm" wäre allen, die frühmorgens aus dem Bett aufstehen, zu raten, sich *von der Bettkante* 10-, 20- oder 30-mal – je nach Trainingszustand, Herz- und Kreislaufvermögen –, in den Stand zu erheben, und zwar ohne Pause. Dabei drücken Sie die Knie durch, strecken den Nacken und den Rücken und schwingen die Arme nach oben zur Decke.
- Schon ein Wippen mit den Füßen beim *Zähneputzen* wäre ein guter Tagesvorsatz für mehr Bewegung!
- Ohne großen Aufwand würden *Dehn- und Streckübungen vor dem Spiegel* die „Lebensgeister" wecken.
- Dabei ist es für die eigene Psyche vorteilhaft, sich bei den Übungen vor dem Spiegel anzulächeln!
- *Im Zug, in der Straßenbahn oder in der U-Bahn* würde es wenig auffallen, wenn Sie unruhig stehen und von einem Bein auf das andere wechseln!
- Nutzen Sie jedes *Treppenhaus* als Trainingsgelände.

- *Benutzen Sie am Arbeitsplatz einen Fußschemel (20 cm hoch). Dieser schafft Anreiz für ein mehrfaches Auf-und Absteigen (in etwa 10 Sekunden 4-mal, insgesamt drei Minuten lang, danach eine Pause von 30 Sekunden einplanen) und wird damit zum „olympischen Treppchen"!*
- Arbeiten Sie abwechselnd sitzend und stehend.
- Richten Sie Ihr Büro so ein, dass es zu einem „*bewegten Büro*" wird, in dem Sie beim Telefonieren aufstehen. Stellen Sie den Drucker etwas entfernt von Ihrem Schreibtisch auf
- Halten Sie „Sitzungen" stehend an einem Partytisch ab.

Mit dem Motto „On your feet Britain" verkündet eine englische Gesellschaft seit nunmehr zehn Jahren:

Machen Sie sich Gedanken für ein bewegtes Berufsleben! Zehn Möglichkeiten, bei der Arbeit weniger zu sitzen:

1. Das Sitzen regelmäßig unterbrechen
2. Die Treppen nutzen
3. Zum Telefonieren aufstehen
4. Mit den Kolleginnen und Kollegen sprechen, statt ihnen zu eine E-Mail zu schicken
5. Statt einer Sitzung eine Konferenz im Stehen abhalten
6. Viel trinken – und dementsprechend öfters auf die Toilette gehen
7. Besprechungen im Gang (Flur) oder im Freien abhalten
8. Häufig den Arbeitstisch reinigen
9. Einen höhenverstellbaren Tisch verwenden
10. Abwechselnd im Sitzen und im Stehen arbeiten

Zurück zu den Wurzeln!

Alle unsere Vorfahren hatten eines gemeinsam: Sie standen, gingen oder liefen aufrecht auf zwei Beinen. Jagen erforderte Schnelligkeit und Wendigkeit, Kraft, Ausdauer und Wachsamkeit, um Nahrung zu beschaffen und den vielen Gefahren zu entkommen. Für das Sammeln von Beeren und Wurzeln waren eine gut bewegliche, voll funktionsfähige Wirbelsäule und den Ansprüchen entsprechende Gelenke erforderlich. Sie waren, von wenigen Ruhephasen abgesehen, ständig in vielfältiger Bewegung.

Die nomadische Lebensweise

Sie war durch ständige Ortswechsel gekennzeichnet, um die lebensnotwendige Nahrung für die Menschen und ihre Tiere zu beschaffen!

Die Agrikulturzeit

Mit zunehmender Sesshaftigkeit, Ackerbau und Viehzucht, änderte sich auch ihr Bewegungsverhalten. *Die Bewegungsfreiheit wurde ökonomisiert, reduziert, vereinfacht.* Die Bewegungsvielfalt schwand mit kulturellen Veränderungen dahin.

Das Industriezeitalter

Der Mensch war immer schon äußerst anpassungsfähig. Die „industrielle Revolution" reduzierte die bislang gewohnten Bewegungsfreiheiten. Fließbandarbeit und Automatisierung, bewegungsarme und oft monotone Überwachung und Bedienung der Maschinen schränkten das **Lebenselixier Bewegung** folgenschwer ein.

Das digitale Zeitalter –
eine wahre Zeitenwende!

Unser eigentlich lebensnotwendiges Bedürfnis nach Bewegung und Bewegungsnotwendigkeit wird – in erschreckend zunehmendem Maß – auf ein Minimum reduziert! Die Beweglichkeit des Menschen übernimmt die Technik: elektrischer Rasierer, elektrische Zahnbürste, Föhn statt Kamm, Auto, Zug, Straßen- und U-Bahn, Flugzeug, Aufzug statt Treppe, Computer statt Hackebeil und Säge. „KI" statt Gehirn!

Ständiges Sitzen ist zur täglichen Gewohnheit geworden, es hat sich eingebürgert und „festgesetzt". Wir sitzen überwiegend, anstatt zu stehen und zu gehen, uns zu bücken und zu drehen, zu steigen, knien, spielen, rennen, joggen, schwimmen, werfen und gestikulieren!

Der Bann des Bildschirms unserer Computer „friert" unser Bewegungsverhalten bedrohlich ein.

Für Millionen von „modernen" Menschen ist der Stuhl,

insbesondere der Bürostuhl im Arbeitsbereich, zur „zweiten Heimat" geworden.

Bewegt durch den Tag ist zur Illusion geworden!

Doch ist zu bedenken, dass die Evolution noch nicht beendet sein könnte!

Der heutige, „moderne" Mensch *(Homo sapiens sapiens)* sitzt. Vermutlich mutiert er gerade – wesentlich beschleunigter als bei der Entwicklung zum aufrechten Gang – zum *„Homo sedens",* zum sitzenden Menschen, mit allen körperlichen und seelischen Konsequenzen!

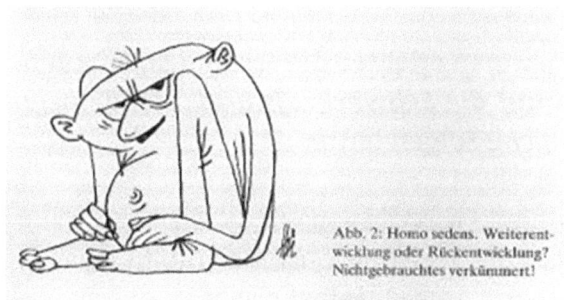

Abb. 2: Homo sedens. Weiterentwicklung oder Rückentwicklung? Nichtgebrauchtes verkümmert!

„Homo sedens", Quelle: Ernst Hürliman: „Sei tuat's was!", Süddeutscher Verlag München

Eine wissenschaftliche Erkenntnis sagt aus:

„Nichtgebrauchtes verkümmert."
(Ernst Haeckel)

Man muss sich schon heute fragen: Wird ständiges Sitzen zur Strafe?

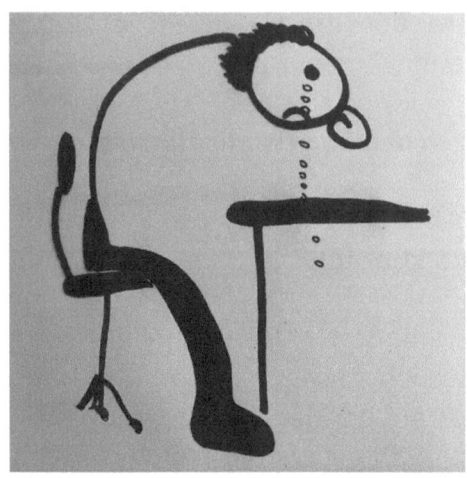

Er/sie „sitzt!", Quelle: A. C. Mandal: „The Seated Man, Homo sedens", Dafnia Publications Denmark, 1985

Am intensivsten erlebten die ersten Astronauten, wie der **Verzicht auf die Schwerkraft** *gravierende negative gesundheitliche Folgen* hatte.

Selbst auf der Erde können wir durch den Entzug der Anziehungskraft negative Veränderungen erfahren. Jeder hat das schon an sich selbst erlebt:

Ein Tag im Bett erfordert 2 Tage Neuaufbau der Körperfunktionen und Kräfte!

In den USA hatte man 1966 im Untergeschoss vieler Kliniken Sportarenen eingerichtet, um dort den Patienten das inzwischen *verlorenen gegangene Geh-Vermögen* wieder beizubringen. Es war für viele der Rehabilitanden keine Selbstverständlichkeit geworden, 100 Meter auf den eigenen Füßen zurückzulegen! Vom Haus ins Auto, vom Auto in die Tiefgarage, von dort mit dem Aufzug ins Büro und das gleiche „Spiel" am Abend zurück nach Hause.

„Sitzen wirkt den positiven Auswirkungen der Schwerkraft größtenteils entgegen! Beim Sitzen reduziert sich die für sämtliche Organe lebensnotwendige Schwerkraft."
Zitat Joan Vernikos

Wie Joan Vernikos, zwischen 1986 und 2000 in leitender Stellung in der medizinischen Forschung der NASA tätig, feststellte, verursacht ständiges Sitzen auf längere Sicht ähnliche Symptome (Beschwerden) und Syndrome (Krankheiten), wie sie bei den, aus dem All – und der damit verbundenen Schwerelosigkeit *– zurückkehrenden Astronauten* auftraten.

Aus den Beobachtungen und Erfahrungen, die bei der Weltraumfahrt gemacht wurden, weiß man, dass durch den *Entzug der Schwerkraft der Erde* während eines Weltraumflugs und Aufenthalts im All bei den Astronauten anfangs eine *Vielzahl an gesundheitlichen Schäden* festzustellen war, so wird der **Alterungsprozess beschleunigt. Diabetes, Herzprobleme, Schlaganfall, Gleichgewichts- und Koordinationsprobleme, Muskel- und massiver Knochenschwund (Osteoporose) traten bei den Astronauten auf.**

Astronauten **(Abkürzung: AS)** zeigten nach den ersten Ausflügen ins Weltall folgende Veränderungen:
• Die *aerobe Kapazität* (maximale Sauerstoffaufnahme

in der Lunge, präsentiert das maximale Transportvermögen des Herz-Kreislauf-Systems von Sauerstoff in die Muskulatur) nahm in 7–14 Tagen um 25 % ab.

- Beim sitzenden und alternden Menschen **(Abkürzung: ME)** nimmt die aerobe Kapazität in zehn Jahren um 10 % ab.
- Die *Knochendichte* nimmt bei AS in einem Monat im All um bis zu 5 % ab, bei ME pro Jahr um ca. 1 %.
- Die *Muskelmasse* nimmt bei AS pro Monat um 1 %, bei ME pro Jahr um 1 % ab.
- AS und ME verlieren gleichermaßen an Muskelstärke und zeigen: schlaffe Muskeln, gebückte Haltung, geringe Kraft und Schnellkraft, abnormale Reflexmuster, erhöhte Ermüdbarkeit, verringerte Herzleistung, langsamere Bewegung und Reaktionszeit, vermehrtes Körperfett an Stelle von Muskeln, herabgesetzte Insulintätigkeit (Gefahr, an Diabetes zu erkranken), niedrigeren Testosteronspiegel, weniger Wachstumshormon, schmerzende Gelenke, Verlust an Bindegewebe, empfindliche Fußsohlen, Darmträgheit, Harninkontinenz.

Um diese krankmachenden Veränderungen der Astronauten zu verringern mussten diese eine Vielzahl von Bewegungsprogrammen –täglich 2,1/2 Stunden – durchlaufen: Laufband, Ergometer und Krafttrainingsgerät. Zur Vorbereitung benötigt jeder Astronaut ein etwa zweijähriges intensives Training auf der Erde.

Auch der Mensch, der auf der Erde verbleibt und der Gewohnheit und Pflicht zu sitzen (Schule, Beruf, Freizeit) folgt, muss dringend sein damit verbundenes

Bewegungsdefizit ausgleichen, denn Bewegung bedeutet Leben und Leben Bewegung!

Die Aufforderung, sich mehr zu bewegen, ist der Öffentlichkeit bekannt, wird gehört und gelesen, aber selten umgesetzt!

Da stellt sich doch sofort die generelle Frage:

Wozu und warum soll ich mich denn bewegen und welche Bewegungsformen sind für mich wirkungsvoll und geeignet?

Eine berechtigte Frage!

Einem kleinwüchsigen Menschen sollte man nicht unbedingt raten, Hochsprung zu üben.

Bewegung, die jedes Lebewesen für seine körperliche und geistige Existenz in ausreichender und angemessener „Zufuhr" benötigt, ist nicht zwangsweise mit Sport gleichzusetzen!

Bewegungsreize jeder Art, zu jeder Zeit, an jedem Ort werden unentbehrlich!

Selbst Lebewesen, die lediglich aus einer einzigen Zelle bestehen („Einzeller"), wie Amöben oder Pantoffeltierchen, bewegen sich mithilfe von Wimpern. Augentierchen bewegen sich mit Geißeln hin zum Licht, und Bakterien nutzen Geißeln für den Ortswechsel. Sie bewegen sich, um zu leben.

Bewegung ist selbst für Pflanzen lebensnotwendig, um –
wie die Sonnenblume – im Rahmen der Photosynthese
ihre Blätter und Blüten optimal in Richtung der Licht-
quelle zu bewegen.

**Das Training am Abend im Fitnessstudio *ersetzt* unser
Bewegungsbedürfnis und die notwendige *Bewegungsvielfalt* zur Erhaltung unserer Gesundheit bei weitem
*nicht!***

Es gilt: Bewegungsmuster –
von Kindheit an erlernen

Unser Bewegungsapparat mit über 600 Muskeln funktioniert über Muskelketten. Ein Muskel allein bewegt
wenig. Bewegungsanimationen sollten bereits auf dem
Wickeltisch beginnen!

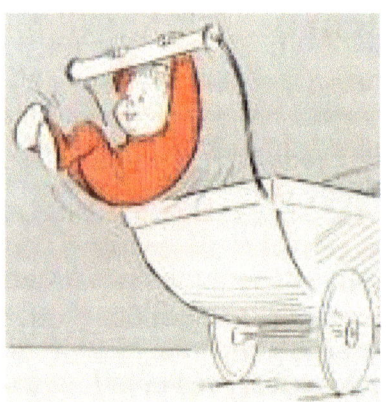

Früh übt sich …", Quelle: Horst Cotta: „Sport treiben!
Gesund bleiben!", 2. A., Piper Verlag 1988

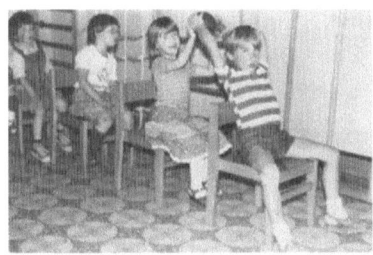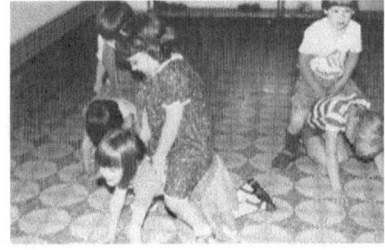

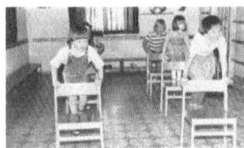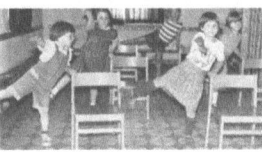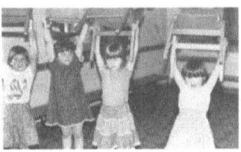

Der „bewegte Kindergarten", Quelle: Eigene Fotos:
Ausschnitt aus der ZDF-Sendung „Gymnastik im Kindergarten",
Bad Aibling 1984

Bewegungsmuster werden von frühester Kindheit an erlernt. Bereits im Kindergarten, besonders aber in der Schulzeit wird die Bewegungsvielfalt durch den *Sitzzwang* eingeschränkt, und hoffnungsvolle *Bewegungsmuster veröden.*

Deshalb sollten schon im Kindergarten Bewegungsanreize gesetzt werden, die für die Schulzeit und das spätere Berufsleben in den Köpfen verbleiben und zum Bedürfnis werden.

Die *„bewegte Schule"* ist nach wie vor ein Wunschdenken! Um dieses Konzept erfolgreich umzusetzen, bedarf es einer flexiblen Gestaltung der Schulräume. Dazu bedarf es einer entsprechenden Flexibilität der Organisation und besonders der Flexibilität und Einsicht der Lehrbeauftragten (Ministerien, Lehrerschaft).

Aufgabe und Ziel der Schulbildung sollte primär sein:

„Mens sana in corpore sano sit!" (*„Ein* **gesunder** *Geist möge in* **einem gesunden Körper** *sein!"*)

Dazu müssen die **Verhältnisse (Einrichtung)** *und das* **Verhalten (Bewegungsangebote)** *vorhanden sein!*

Die „bewegte Schule – gesunde Schule"

Im ersten Drittel der 1990er-Jahre starteten in der Schweiz mit dem Sportlehrer Urs Illi erste Aktionen, um die zunehmenden Rückenschmerzen von Kindern und Jugendlichen einzudämmen, die durch übermäßige ungesunde Ruhigstellung des Körpers durch übermäßig langes Sitzen ausgelöst wurden. Er klagte vor allem die Schule an, die durch körper- und bewegungsfeindliche Pädagogik eine Disziplinierung und Kontrolle des Körpers beim schulischen Lernen verlangt. Seit über einhundert Jahren gab es bereits Kritik an der „Sitz-Schule" (Harbich 1886, „Woran wir leiden" – die Bewegungslosigkeit im Unterricht der Schule).

„Warum macht bewegte Schule Sinn?
Prof. Dr. Ralf Laging

Ständiges Sitzen wurde als Belastung erkannt.

Maria Montessori beklagte 1911 das *Schulmobiliar als „Sklavenbank der Schule"!*[3]

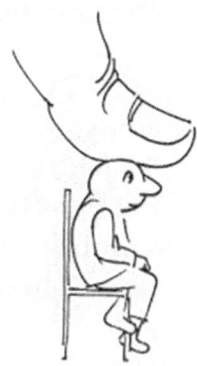

Sitzzwang in der Schule, Quelle: A. Brügger: „Gesunde Körperhaltung im Alltag", gestaltet von Lora Lamm

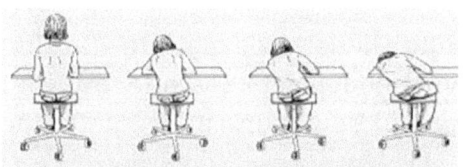

Eigenes Foto: Solche Körperhaltungen dürften in der heutigen Schule der Vergangenheit angehören!

In intensiver Verbindung mit Urs Illi wurden auf Initiative einer deutschen Rückenschulbewegung, Bundesverband der deutschen Rückenschulen, heute Bundesverband deutscher Rückenschulen, BdR e.V., Postulate für ein gesundheitspädagogisches Konzept „Bewegte Schule – gesunde Schule" erarbeitet und aufgestellt:

- eine Alternative zu dem meist durchrationalisierten Schulalltag,
- in einer oft nicht kind- und jugendgemäß gestalteten Lebenswelt.

Die Schule hat die Bildungsfunktion und folgende Aufgaben:

1. Die Grundlage der jungen Menschen, sich gerne zu bewegen, zu ermöglichen.
2. Die gewachsene Kulturtechnik, sich Bewegung vielfältig aneignen bzw. durch sie ausdrücken zu können, in möglichst vielen Sinnperspektiven zu fördern.
3. Bewegung und Sport auch für das Alltagsleben bedeutsam und sinnstiftend zu vermitteln.

Mutiger Fortschritt bedeutet und fordert dies:

Der Schulalltag gliedert sich meist in 45-Minuten-Einheiten, dabei wird jedoch der konstante rhythmische Wechsel von Ruhe und Bewegung zu wenig berücksichtigt.

Die schrille Pausenglocke weckt keine Emotionen, sondern befreit – im wahrsten Sinn des Wortes – die Jugend zumindest vorübergehend für ein paar Minuten vom Sitzzwang.

In den letzten Jahren haben sich in den Neurowissenschaften radikale Erkenntnisse ergeben.

Die neue „**Medizin der Emotionen" befreit von Stress und Ängsten**!

Beide negativen Empfindungen sind in der Schule zu Hause! Deshalb der Vorschlag:

Die Pausenglocke sollte durch zwei Minuten dauernde rhythmische Musik ersetzt werden!

Liebe Schülerräte und Schüler,

vermutlich liebt die Mehrzahl von euch rhythmische Musik.

Warum Ihr die Schulleitungen motivieren solltet, die Glocke durch 2 Minuten rhythmische Musik, die Ihr selbst je nach Altersstufe aussucht, zu ersetzen:

- Wenn Ihr Musik hört, bewegt sich irgendein Teil eures beweglichen Körpers – und wenn es nur die große Zehe ist!
- „In sich Gekehrte" werden dem Takt der Musik mit dem heimlich wippenden Fuß folgen, lockere Typen werden sich spontan an Besuche in der Disco erinnern und 2 Minuten die „Last" der vergangen Stunde mithilfe fantasiereicher Bewegungsformen neben dem Schulgestühl „abschütteln".

Ich bin mir bewusst, dass eine solche Schulreform alle Betroffenen massiv fordern wird. Uralte Rituale lassen sich nicht über Nacht ändern! Aber einen Versuch wäre es wert! Und zwar für die Schulleitung und die Schüler.

Die Stimmung, Emotionen, Motivationen entstehen im Inneren des Gehirns, einem Gehirn im Gehirn, im limbischen Gehirn, das vorwiegend Emotionen verarbeitet.

Positive Gefühle wie Ruhe, Wohlbefinden, Entspannung

werden durch Musik und Bewegung ausgelöst. Das kann man heutzutage mit der PET, der Positronen-Emissions-Tomografie, im Gehirn bildlich nachweisen, ja sogar auf spezielle Hirnregionen lokalisieren!

(Quelle: David Servan-Schreiber: „Die neue Medizin der Emotionen", Kunstmann Verlag)

Die Bereitschaft, gerne zur Schule zugehen, wird mit jedem musikalischen „Stunden-Ende" wachsen! Die Lernbereitschaft und die Kommunikation zwischen Lehrer und Schüler werden offener und freundlicher!

Aus eigener Erfahrung kann ich berichten, dass bei einem meiner Vorträge, vor bis zu 2000 Physiotherapeuten („Bewegungstherapeuten"!), eine 2-minütige bewegungsmotivierende Musikeinspielung zu Beginn des Vortrags mein „Lampenfieber" zum Verschwinden brachte und die Zuhörer prompt freudig überraschte. Schlagartig waren fröhliche, entspannte Gesichter zu sehen, und die Bereitschaft, die Inhalte meines anschließenden Vortrags aufzunehmen, war erstaunlich!

Ein beispielhaftes und gut umsetzbares Modell „bewegte Schule" liefert Finnland. Mit dem vom finnischen Staat bereits national beschlossenen und seit 2020 umgesetzten gesundheitsfördernden Bewegungsprogramm „schools on the move" (Schule in Bewegung) hat sich der Unterricht an 90 % der finnischen Schulen radikal zum Positiven verändert!

Dabei werden nicht nur die Pausen bewegungsfördernd

gestaltet, sondern auch die Schulstunden selbst. Ob Mathematik, Geschichte oder Sprachen, die Schülerinnen und Schüler sitzen nicht länger mehrere Stunden am Stück im Klassenzimmer, sondern nutzen zum Lernen die Flure und Treppen des Schulgebäudes sowie die freie Natur, die es Finnland zur Genüge gibt. Sie lernen Vokabeln im Wald!

Offensichtlich bewährt sich dieses finnische Schulsystem prächtig! Im europäischen Schulvergleich rangieren finnische Schüler an erster Stelle der PISA-Leistungsstudie!

Nicht allein „schools on the move" wird staatlich auf allen Bereichen gefördert, sondern auch „elder on the move" („Alte in Bewegung")!

Das Ziel der finnischen Regierung: eine nachahmenswerte Kulturwende, Steigerung der Lebensqualität, Minderung der Kosten im „Gesundheit"-System und Förderung des sozialen Miteinanders (wöchentliche Bewegungsstunde!).

Wo Denkleistungen gefordert werden, bedarf es der Zufuhr-Kombination: Bewegung und Sauerstoff!

Ich selbst habe einst in den beiden ersten Semestern meines Medizinstudiums zu 70 % die Wissensfächer Physik, Chemie und Zoologie auf täglichen Wanderungen bergauf, über Wiesen und durch Wälder, mit auf Merkzetteln notierten Inhalten sehr erfolgreich gelernt!

Unter der Nutzung der möglichen *Bewegungsvielfalt* unseres Körpers aktivieren wir die unterschiedlichsten

Muskelgruppen und setzen die *erforderlichen Reize* für deren Weiterbestand und Funktion.

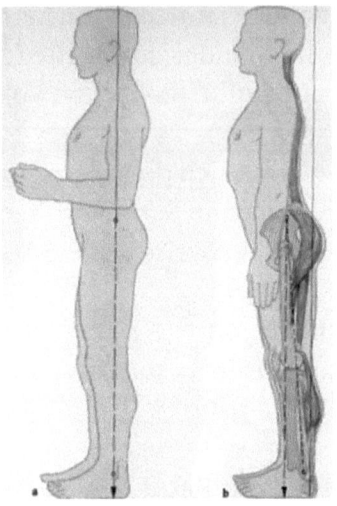

Jede Bewegung aus dem Körperlot bewirkt eine Aktivierung der den Stand und Gang sichernden Muskulatur!, Quelle: Lanz/ Wachsmuth: „Praktische Anatomie", Springer Verlag 2003

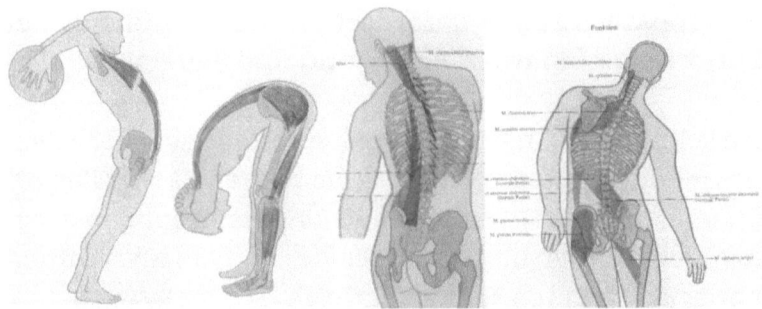

Jede Bewegung aktiviert viele Muskeln, sogenannte Muskelketten!, Quelle: Lanz/Wachsmuth: „Praktische Anatomie", Springer Verlag 2003

Das abendliche oder Wochenend-Training in einem Fitnessstudio kann die erforderliche Vielfalt der notwendigen Muskelbewegungen nicht annähernd ersetzen.

Ständiges Sitzen benötigt dringend Kurzpausen für freudvolle, ideenreiche unterschiedliche Bewegungsreize und Entspannung für Körper und Geist!

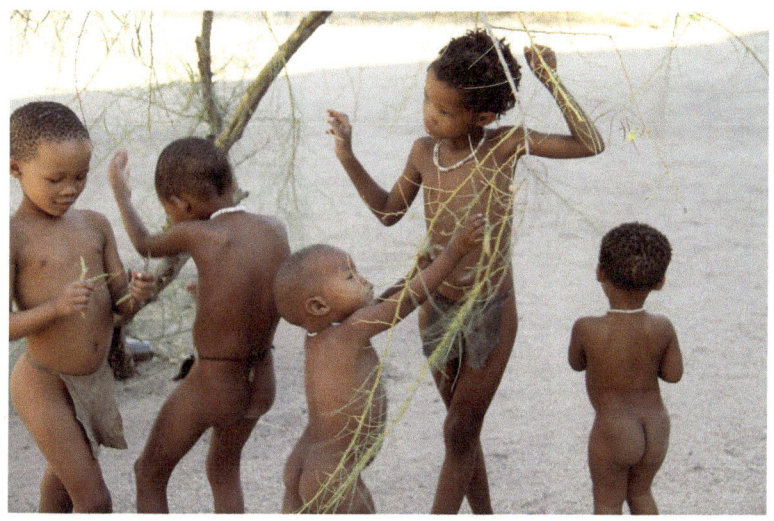

Eigenes Foto: Die „San" („Buschmänner") und ihre Familien, Ureinwohner in Namibia, haben sich die natürlichen begeisternden Bewegungsformen bewahrt!

Bewegung: Wundermittel für Körper und Seele!

„Wer länger sitzt, ist früher tot." Mit solchen oder ähnlichen Aufrufe warnen ernst zu nehmende Wissenschaftler vor den grassierenden Gefahren des allgemeinen Bewegungsmangels der „modernen" Menschheit.

Der *Homo sapiens-sapiens* hat eigentlich „Hirn genug", um die Gefahren des ständigen Sitzens rechtzeitig zu erkennen, sich bewusst zu machen, einzuschränken und dagegen zu steuern.

Gewisse biologische Kenntnisse darüber, wie ständiges Sitzen unseren Körper und unser Gemüt verändert, sind die Voraussetzung für Einsicht und Veränderungen und ein oft sträflich vergessenes Gesundheitsbewusstsein!

Als „kopflastiges Wesen" registriert der Büromensch vom Hals her aufwärts alles, vom Hals an abwärts nichts, es sei denn, die bewegungsabhängigen Organe „kriseln"!

Häufiger hören wir folgende Klagen:

• Ich hatte ein „Brett vor dem Kopf".
• Ich habe „Mattscheibe".
• Mein Schädel brummt.
• Ich kann mich nicht mehr konzentrieren.

- Ich ermüde schnell.
- Mir verschwimmen die Buchstaben und Zahlen.
- Ich habe Sehnsucht nach einem frischen Geist.
- Ich möchte meinen Kopf wieder frei bekommen!

Wie sind medizinisch solche Klagen zu erklären?

Die von der zu ausgeprägten Sitzbelastung wesentlich beeinträchtigten und geschädigten Organe sind:

Gehirn, Herz, Lunge, Darm, Kreislauf und Gefäße, Lymphsystem, gesamter Bewegungsapparat, Knochen, Muskulatur, Gelenke, Knorpel, Bänder, Gelenkkapseln, gesamte Wirbelsäule, insbesondere die Halswirbelsäule und Füße.

Dazu kommt die negative Auswirkung auf unser Befinden.

„Gesundheit beginnt im Kopf"!

„Machen wir zuerst unserem Gehirn Beine"!

Beim ununterbrochenen Sitzen sind die Durchblutung sowie die Sauerstoff- und Glukoseversorgung unseres Gehirns vermindert.

„20 % des aufgenommen Sauerstoffs benötigt unser Gehirn, mehr als 10 Esslöffel reine Glukose (Zucker) verbrennt diese Denkfabrik pro Tag."

So die Aussage von Sportwissenschaftler Prof. Ingo Froböse, Sporthochschule Köln, in seinem Buch „Muskeln".

Die Durchblutung unseres Gehirns ist äußerst abhängig vom Herz-Zeit-Volumen. (5,6 Liter Blut werden im Gefäßsystem bewegt, davon bezieht das Gehirn **0,75 Liter pro Minute**; dies entspricht dem Inhalt einer Weinflasche).

Mit jedem zusätzlichen Herzschlag werden Ihre Gehirnzellen besser arbeiten!

Eine Studie der Harvard Medical School, „Sitting Too Much Threatens Brain Health" („Zu langes Sitzen schädigt die Gesundheit des Gehirns"), bestätigte eine Verbindung zwischen Langzeit-Sitzen und einem erhöhten Risiko, an Demenz zu erkranken, und zwar sogar für Personen, die regelmäßig Gymnastik treiben.
(Quelle: Journal of the American Medical Association)

Bereits das Aufstehen vom langen Sitzen lässt Ihr Herz „höher" schlagen.

Wenn Sie in einer Kurzpause 3 Minuten auf der Stelle treten/laufen und dabei Ihre Knie nach oben anziehen, veranstalten Ihre Gehirnzellen eine „Sauerstoff-Orgie"!

Mangel an Bewegung bedeutet Mangel an Speicherkapazität Ihres Gehirns!

Seit den Forschungen von Prof. Dr. med. W. Hollmann mit dem Forschungszentrum Jülich und dem Max-Planck-Institut für Neurologische Forschung Köln wissen wir, dass die gesteigerte Durchblutung des Gehirns mit der Positronen-Emissions-Tomografie darstellbar wird. Durch unterschiedliche Farbgebung wird die örtliche Versorgung des Gehirns mit Blut und dem Energieträger (radioaktiver Traubenzucker) erkennbar.

Dank diesen Untersuchungen konnte bewiesen werden, dass schon bei lediglich **25 Watt Leistung** des Menschen eine **Mehrdurchblutung des Gehirns von 15 Prozent** zu verzeichnen ist. 25 Watt Leistung erreichen Sie, wenn Sie ein Standfahrrad im bequemen Leerlauf treten. Auch diese gewonnene Erkenntnis ließe sich im modernen Büro leicht umsetzen:

Die Idee: Arbeit am Computer auf dem Standfahrrad!

Auch das ist wissenschaftlich bewiesen: Wenn sich geistig Tätige während der Arbeit etwas körperlich belasten, werden sie dadurch schneller, umsichtiger, flexibler und entscheidungsfreudiger als sonst.
(Quelle: Prof. Fischer, ehem. Chefarzt der Schwerpunktklinik Klausenbach der LVA)

Bereits 1953 wiesen H. J. von Bohse et al. darauf hin, dass bei körperlicher Aktivierung (z. B. Kniebeugen) eine Steigerung der psychosomatischen Leistungsfähigkeit gemessen werden kann.

Liegestützen kann man auch durchführen, indem man sich am Schreibtisch abstützt!

Die provokative Äußerung Einsteins, „der Mensch benutzt nur etwa 10 % seiner geistigen Kapazitäten", gilt es im Büro durch Bürodynamik zu widerlegen!

Unternehmens-Kultur:
Einzelne Unternehmen, z. B. die Firma Phillips in Eindhoven/Holland, boten schon vor Jahrzehnten speziell ihrer „Denk-Elite" sogenannte „Denkflure" an, analog zu den früheren Kreuzgängen der Klöster.

Ein müdes Herz verursacht müde Gedanken!

Was können wir gegen Sitzkrankheiten unternehmen?

In unserem menschlichen Körper sind *sämtliche* Organfunktionen aufeinander abgestimmt, analog zu einem Orchester. Spielt ein Instrument (hier ein Organ, ein Hormon, ein Kreislauf) im Orchester falsch, wird der Klang des gesamten Orchesters (der Organe) gründlich gestört.

Unser harmonisches Körper-„Orchester" lebt von drei „ersten Geigern": dem *Gehirn,* dem *Herzen* und der *Atmung.*

Wäre man nach einem Unfall oder ähnlichem Missgeschick „hirntot", wären alle anderen Organe „überflüssig". Die Steuerung des „Ganzen" wäre abhandengekommen.

Herz-Kreiskauf-System

Unser Herz

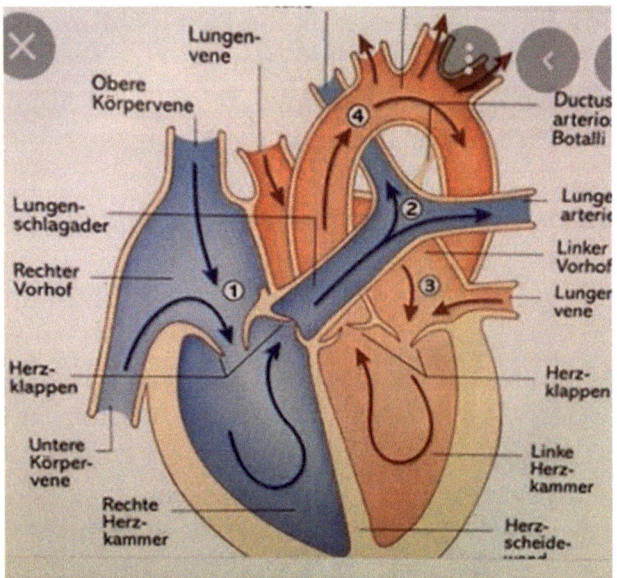

Quelle: Apotheken Umschau

Beim ständigen Sitzen, dies **entspricht einem körperlichen Ruhezustand,** wird Ihr Herz weniger Blutmenge in den Blutkreislauf pumpen und somit weniger Sauerstoff, Zucker, Mineralien, Hormone und Spurenelemente zu den Zellen Ihres gesamten Körpers verfrachten.

Jeder zusätzliche Herzschlag wird die Muskelmasse vermehren und die Muskelkraft Ihres Herzens fördern!

Der **Füllzustand der Herzkammern** nimmt zu, dir Pumpleistung Ihres Herzens lässt sich steigern.

Wenn wir die Leistungssportler betrachten, dann müssen wir uns eingestehen, dass auch unser Herz sich trainieren ließe. Die Herzmuskulatur wird bei einem zunehmenden

Bewegungsangebot voluminöser, kräftiger und leistungsfähiger!

Mit der sitzenden Lebensweise vergeben wir lebenswichtige Reserven!

Herzmuskelschwäche wird durch bewegungsarmes Sitzen gefördert!

Fordern nicht schonen, heißt die Devise!

Zu unserem Kreislaufsystem zählen Arterien, die das mit Sauerstoff angereicherte Blut dem gesamten Körper zuführen und dem Venensystem in dem das zum Herzen zurückfließende Blut Entsorgungsstoffe, wie unter anderem, das Kohlendioxyd (CO_2) und Stoffwechsel-

Schlacken, beinhaltet. Der Mensch besitzt ein Gefäßsystem von etwa 100 000 km Länge!

Die Arterien, Gefäße, die vom Herzen weg führen und mit Sauerstoff angereichertem Blut die Peripherie versorgen, sollten elastisch bleiben. Sie müssen den anschwellenden Druck des Pumpdrucks des Herzens wellenförmig auffangen, dehnbar bleiben, und das Blut, elastisch-nachgebend, weiterbefördern.

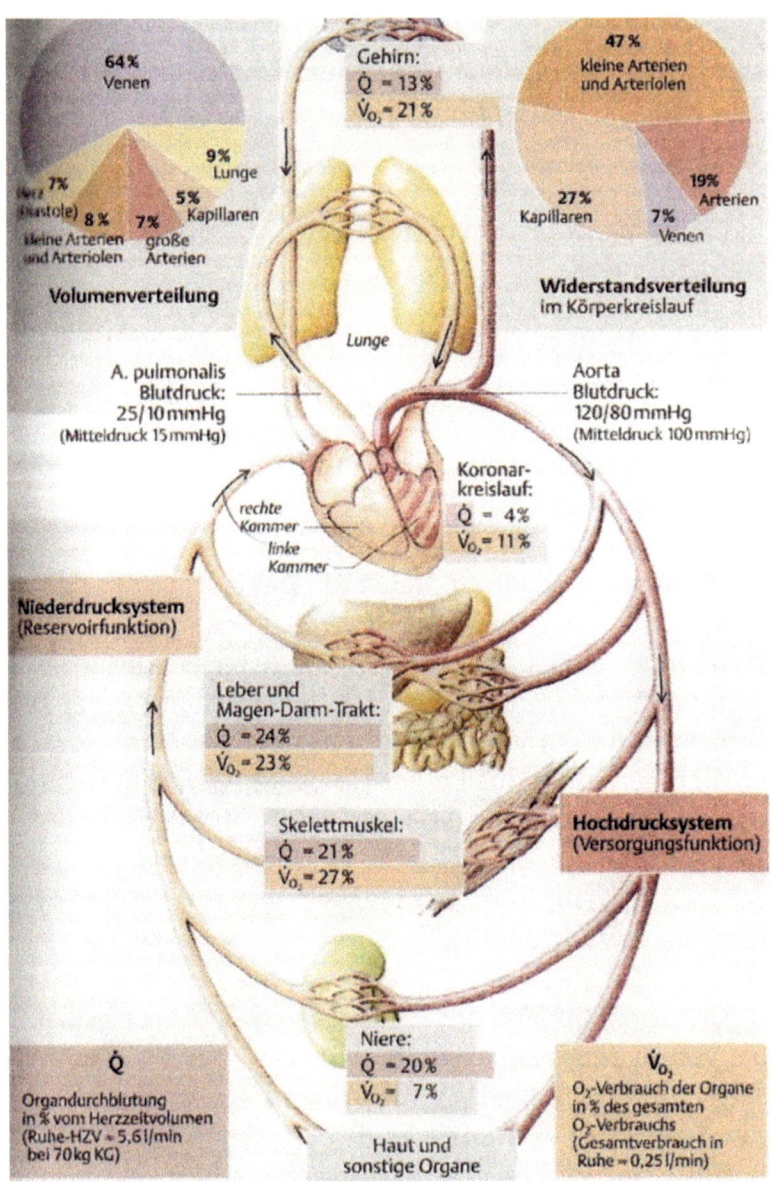

64% Venen

7% Herz (Diastole)

8% kleine Arterien und Arteriolen

7% große Arterien

5% Kapillaren

9% Lunge

Volumenverteilung

47% kleine Arterien und Arteriolen

19% Arterien

27% Kapillaren

7% Venen

Widerstandsverteilung
im Körperkreislauf

Gehirn:
$\dot{Q}$ = 13%
$\dot{V}_{O_2}$ = 21%

Lunge

A. pulmonalis
Blutdruck:
25/10 mmHg
(Mitteldruck 15 mmHg)

Aorta
Blutdruck:
120/80 mmHg
(Mitteldruck 100 mmHg)

Koronarkreislauf:
$\dot{Q}$ = 4%
$\dot{V}_{O_2}$ = 11%

rechte Kammer

linke Kammer

Niederdrucksystem
(Reservoirfunktion)

Leber und
Magen-Darm-Trakt:
$\dot{Q}$ = 24%
$\dot{V}_{O_2}$ = 23%

Skelettmuskel:
$\dot{Q}$ = 21%
$\dot{V}_{O_2}$ = 27%

Hochdrucksystem
(Versorgungsfunktion)

Niere:
$\dot{Q}$ = 20%
$\dot{V}_{O_2}$ = 7%

$\dot{Q}$

Organdurchblutung
in % vom Herzzeitvolumen
(Ruhe-HZV ≈ 5,6 l/min
bei 70 kg KG)

Haut und
sonstige Organe

$\dot{V}_{O_2}$

O$_2$-Verbrauch der Organe
in % des gesamten
O$_2$-Verbrauchs
(Gesamtverbrauch in
Ruhe ≈ 0,25 l/min)

Quelle: Taschenatlas der Anatomie,
Thieme-Verlag 2001

Übermäßiges Sitzen für zur „Lipo-Toxizität"(Arterio-sklerose), zur Verhärtung durch Einlagerung von Blut-fetten(Lipiden) in die Gefäßwände.

Verhärtete Gefäßwände der Arterien erhöhen durch den Verlust der Elastizität den Blutdruck und belasten das Herz!

In den Venen fließt das „verbrauchte" Blut, das seinen Sauerstoff (O_2) in den Zellen abgeliefert hat, z.b. mit Kohlendioxyd(CO_2) und anderen Stoffwechselschlacken beladen, zurück zum Herzen und zu der Lunge liefert.

Das Venenblut wird durch die **Muskelpumpe der Bein-muskulatur** und der Venenklappen, die den Rückstrom des Blutes verhindern, zurück zum rechten Herzen trans-portiert,-sofern die Muskeln der Beine immer wieder be-wegt werden-! Beim Langzeitsitzen staut sich das venöse , sauerstoffarme Blut in den Beinvenen und kann dort Blutgerinnsel bilden, die zu Krampfadern und schlimms-tenfalls zu einer Beinvenenthrombose führen können. Die Gefahr besteht, dass nach der Blutgerinnsel-Entste-hung sich einzelne Gerinnsel(Thromben) lösen, in den Kreislauf gelangen, und teils tödliche Lungenembolien, Herz-oder gar Hirninfarkte verursachen können.

Sie haben sicher schon in der Presse gelesen, dass Flug-gäste ohne das Tragen von Stützstrümpfen, tödliche Lungenembolien erlitten hatten!

Ihre unbewegliche „Bürobeine" und deren Beinvenen erleiden viele Langstreckenflüge!

Sollten Sie sogenannte „Krampfadern" geerbt haben, sollten Sie nicht zu lange sitzen, oder lange Zeit ohne Bewegung der Füße auf „einem Fleck" Stehen!

Fußschemel unter dem Schreibtisch sind empfehlenswert und wirksame Hilfen

Auf dem Sportartikelmarkt werden eine nicht geringe Anzahl von geeigneten „Bewegungsgeräten" für die Beine und Füße angeboten, z.B. im Thieme-Sport-Katalog

Folgende 3 Fotos: (Quelle: „Venenleiden" von Priv. Doz. Dr. med. Klaus Großmann)

Die Muskelpumpe:

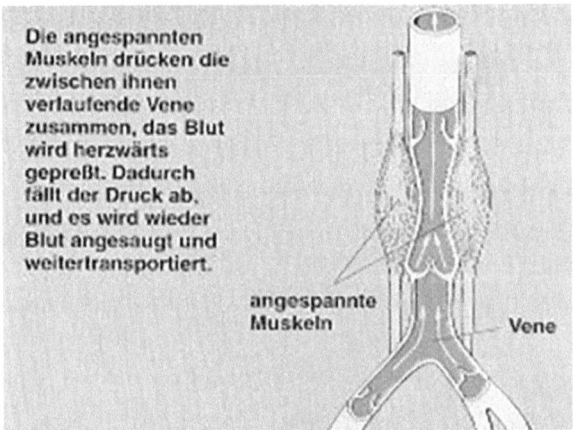

Die angespannten Muskeln drücken die zwischen ihnen verlaufende Vene zusammen, das Blut wird herzwärts gepreßt. Dadurch fällt der Druck ab, und es wird wieder Blut angesaugt und weitertransportiert.

angespannte Muskeln

Vene

Beim Liegen, Stehen, und Sitzen unterstützt eine **tiefe Atmung** den Rückfluss des Venenblutes zum Herzen und kann zum Teil Thrombosen verhindern!

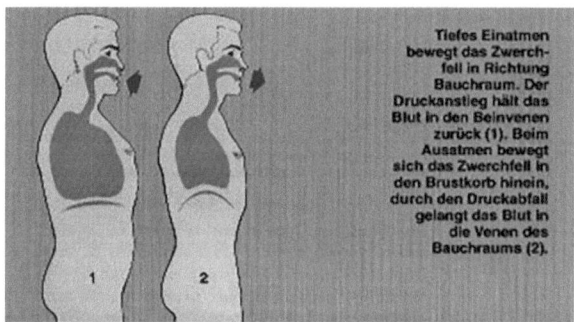

Tiefes Einatmen bewegt das Zwerchfell in Richtung Bauchraum. Der Druckanstieg hält das Blut in den Beinvenen zurück (1). Beim Ausatmen bewegt sich das Zwerchfell in den Brustkorb hinein, durch den Druckabfall gelangt das Blut in die Venen des Bauchraums (2).

Jeder Schritt kann den Venendruck vermindern!

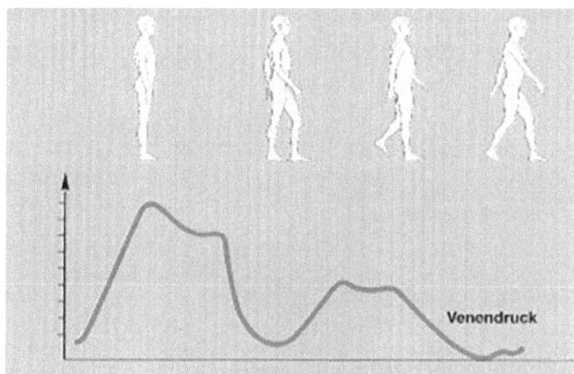

Venendruck

Das Lymphatische System

Ein weiteres System, das den Körper, den Wasserhaushalt im Gewebe reguliert und als Filterstation jeweils einer Körperregion entschlackt und z.B. auch Krebszellen vor ihrer Weiterverbreitung abfängt. Es bekämpft mit seine Zellen, den Lymphozyten, Zellen des Immunsystems, auch Infektionen.

Unser Körper ist wie ein Schwamm. Wenn Sie ständig sitzen oder stramm stehen, versackt die Lymphe in den Beinen. Die dortigen Gewebe „versumpfen"!

Sie werden es selbst schon an sich bemerkt haben, dass nach längerem Sitzen die Beine anschwellen. Sie können diese Veränderung wahrnehmen, wenn Sie am Abend, nach einem langen Sitz-Tag, Ihre Socken ausziehen, dass der Bereich, den zuvor die Socken einnehmen, deutlich schlanker ist als der Unterschenkel darüber. Wenn nach einem Druck mit der Daumenkuppe auf die Schienbein-Vorderkante eine Delle zurückbleibt, **dann haben Sie eingelagerte Flüssigkeit entdeckt und daher entpuppt sich auch die „unerklärliche" Gewichtszunahme!**

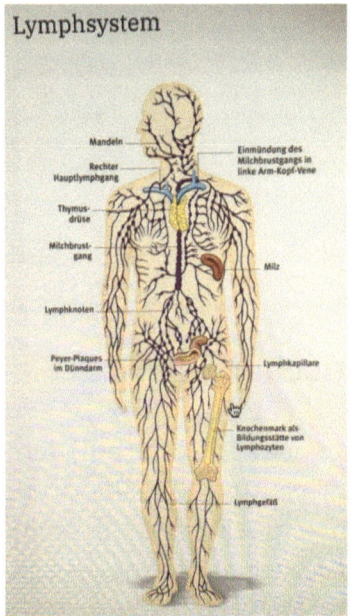

Quelle: Internet: Schulungs-Programm von Flurina Plattner

Unsere Atmung

Yoga-Wissen
Die halbe Atemkapazität bedeutet das halbe Leben!

80 % des Tages verbringen wir in geschlossenen Räumen.

Unsere Atmung wird durch den Sitzmarathon eingeschränkt und qualitativ nachteilig verändert.

Eine negativ veränderte Qualität der Luft, (Zunahme des Kohlendioxyds), die wir einatmen, beeinträchtigt, zumeist unbemerkt, unsere Gesundheit, Leistung und Umwelt!

Nach einiger Zeit am Computer verändert sich gewöhnlich die aufrechte Sitz-Haltung.

Durch die Ermüdung Ihrer unbewegten, aber ständig an bzw., verspannten Rücken-Halte-Muskulatur.

Die Folge: Der Abstand zwischen Ihrem Kinn und Sitzfläche wird geringer.

Der Sitzende nähert sich der Embryonal-Haltung!

Fakt: Nicht nur unsere Atmung wird in dieser Haltung eingeschränkt! Der Brustkorb kann sich beider Einatmung nicht mehr weiten, unser Zwerchfell sich nicht heben und ausreichend senken. Dabei wird eine Menge **Atemvolumen „verschenkt"** und dem Körper weniger Sauerstoff zugeführt!

Bei der gesunden Atmung sitzt der Körper aufrecht und nicht „in sich zusammengefallen", der Brustkorb kann sich seitlich anheben und sein Volumen vergrößern.

Das Zwerchfell, ein kräftiger, kuppelförmiger Muskel, der den Lungenraum vom Bauchraum trennt, kann sich bewegen und zusätzlich das Atemvolumen verbessern

Das Zwerchfell trennt Brust-und Bauchhöhle.

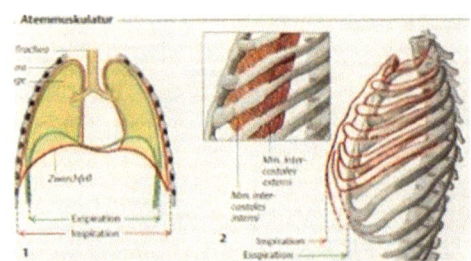

Quelle: S. Silbernagel, A. Despopoulos,
Taschenatlas der Physiologie, Thieme-Verlag 2001

Bei der Einatmung weitet sich der Brustkorb und senkt sich das Zwerchfell. Bei der Ausatmung verengt sich der Brustkorb und hebt sich das Zwerchfell.

Das Zwerchfell ist ein kuppelförmiger, kräftiger Muskel – **der wichtigste Atemmuskel** –, der speziell von Sängern und Querflötenspielern trainiert wird, um ihr Atem-Volumen zu vergrößern.

Beim Sitzen geht weitgehend die atemschöpfende Funktion verloren!

Wir wissen, dass jeder Mensch Sauerstoff(O2) einatmet und Kohlendioxyd (CO2) ausatmet. In geschlossenen Räumen häuft sich das ausgeatmete CO2 unbemerkt zu einer gesundheitsschädlichen Konzentration an, sofern der Raum nicht regelmäßig gelüftet wird.

Günstige Geräte messen den CO2-Gehalt in der Atemluft.

Manche Messungs-Ergebnisse bieten atemberaubende Überraschungen!

Das sollten Sie einhalten:

Stoßlüften, verbunden mit Aufstehen aus den Sitzen und kräftigem Einatmen soll zwischen 10 und 15 Minuten, im Sommer 20-30 Minuten dauern.

Genug Zeit ergibt sich dadurch für eine Gymnastik-Regenerationsprogramm!

Z.B.: mit einer wirkungsvollen Atempause!

Übungsangebot Entspannung

„In den Bauch" atmen. Yoga-Atmung!

Wir wissen, dass jeder Mensch Sauerstoff (O_2) einatmet und Kohlendioxid (CO_2) ausatmet. In geschlossenen Räumen häuft sich das ausgeatmete CO_2 unbemerkt zu einer gesundheitsschädlichen Konzentration an, sofern der Raum nicht regelmäßig gelüftet wird.

Stoßlüften, verbunden mit Aufstehen aus dem Sitzen und kräftigem Einatmen, sollte zwischen 10 und 15 Minuten, im Sommer 20 bis 30 Minuten dauern.

Empfohlen wird die dreistufige Atmung, die sich sowohl sitzend, liegend oder stehend durchführen lässt.

Übungsangebot Atmung

Stufe 1: Schlüsselbeinatmung
- Atmen Sie durch die Nase ein!
- Legen Sie die Hände beiderseits des Brustbeins auf die Rippen, sodass sich die Fingerspitzen fast berühren. Fühlen Sie, wie die Rippen sich weit nach außen dehnen und die Hände voneinander entfernen?
- Beim Ausatmen achten Sie darauf, dass die gesamte Luft ausfließt, um genug Raum für frische sauerstoffreiche Luft zu schaffen. Die Hände bleiben dabei passiv; sie liegen auf der Brust und fühlen das Heben und Senken der Brust. Atmen Sie mit fast geschlossenen Lippen aus!

Stufe 2: Brustatmung
- Legen Sie Ihre Hände beiderseits des Brustbeins auf die unteren Rippenbogen, sodass sich die Fingerspitzen fast berühren.
- Beim Einatmen fühlen Sie, wie sich die Rippen weit nach außen dehnen und die Hände sich voneinander entfernen.
- Beim Ausatmen nähern sich die Fingerspitzen wieder einander an.

Stufe 3: Bauchatmung

- Einatmen: Legen Sie die Hände in Höhe des Nabels auf den Bauch. Atmen Sie zunächst aus. Beim Einatmen hebt sich der Bauch, damit senkt sich das Zwerchfell, und die unteren Lungenflügel füllen sich mit Luft. Die Hände werden dadurch nach oben gedrückt.
- Ausatmen: Beim Ausatmen kehrt das Zwerchfell in seine kuppelförmige Position zurück. Der Bauch wird flach, und die Hände kommen in die Ausgangslage zurück.

Verdauung

„Last but not least" leidet auch unser Darm, das heißt unsere Verdauung insgesamt, aber besonders auch der Darmausgang unter dem ständigen Sitzen:

Wir alle wissen, wie sinnvoll und wohltuend ein **Verdauungsspaziergang** nach einem Essen sein kann! Der in der „Embryonal-Sitzhaltung" verharrende Büromensch beengt in dieser Körperhaltung seinen Bauchraum (die „Bauchblase") und damit die optimale Funktion seiner Eingeweide. Sogenannte peristaltische Reflexe der Darmwand, die für den Weitertransport des Darminhalts sorgen, werden beim ständigen Sitzen „lahmgelegt"!

Die Folgen: Verstopfung, Störungen der Verdauung des Darminhalts, womöglich mit negativer Beeinflussung unseres Immunsystems (der „Peyer-Plaques", deren wirksamer Anteil im Darm zu finden ist). Die „Peyer-Plaques" sind Zellhaufen, die sich im Dünndarm, Krummdarm und

Wurmfortsatz befinden und zum lymphatischen System gehören. Sie spielen eine wichtige **Rolle für das Immunsystem**, bei 80 % der Infekt-Abwehr im Darm und bei der Weiterinformation immunologischer Informationen.

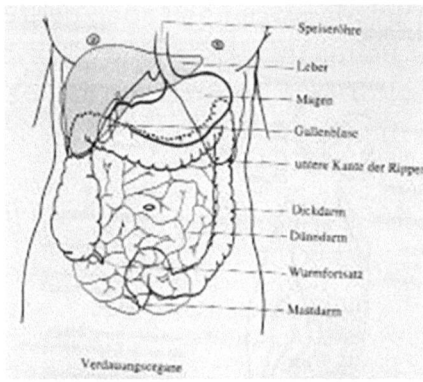

Aufbau des menschlichen Darmes, Quelle: Lehrbuch

Wenn der Inhalt des Darms längere Zeit verweilt, entwickeln sich Darmgase, die heftige Blähungen auslösen, den Bauchraum füllen und die Atmung behindern, indem sie dem Zwerchfell die den Atem unterstützende Funktion rauben.

Als Roemheld-Syndrom bezeichnet die Medizin gefährliche reflektorische Herzbeschwerden, die durch die Gasansammlungen in Magen und Darm hervorgerufen werden können.

Die schmerzhafte *„Diverticulitis"* entsteht unter anderem durch langes Sitzen. Der durch Darmgase oder verzögert sich fortbewegenden Darminhalt erhöhte Darminnendruck könnte die Darmwand schädigen und

Ausbuchtungen („Divertikel") schaffen, in denen sich Verdauungsreste ablagern und wiederholt, je nach Ernährungsstil- und Sitzgewohnheiten, sehr schmerzhafte und gefährliche Entzündungen hervorrufen.

Seit einigen Jahren wird eine Verbindung zwischen unserem Gehirn und unserem Magen-Darm-Trakt, die sogenannte *„Darm-Hirn-Achse"*, wissenschaftlich untersucht. Daher wird der **Darm** auch als *„zweites Gehirn"* bezeichnet!

Das „enterische Nervensystem" (Nerven des Bauchraums), das für die Darmfunktion verantwortlich ist und aus 100 Millionen Nervenzellen im Verdauungstrakt besteht, sendet über den Gehirnnerven Vagus Nervenimpulse zwischen Gehirn und Darm, wobei lediglich 10 % vom Gehirn ausgehen.

Jeder von uns hat vermutlich schon die Funktion des „nervus vagus" (Gehirnnerv)verspürt, wenn er bei Angst- oder Prüfungssituationen in aller Eile die Toilette aufsuchen musste! „Angsthasen" wurden früher im Volksmund als „Hosensch... tituliert!

In unserem Darm werden 90 % des Serotonins produziert. *Serotonin, im Volksmund „Glückshormon" genannt,* ist ein Gewebshormon und Neurotransmitter (biochemischer Botenstoff, der Impulse und Reize zwischen Nervenzellen weitergibt), reguliert zum Beispiel den Tonus (Spannung) der Blutgefäße und der Bronchien, trägt zur Blutgerinnung bei, dient der Signalübertragung im Nervensystem, regelt die Körpertemperatur, den Appetit, das zentrale Belohnungssystem, unsere Stimmung, unseren Antrieb und unsere Bewusstseinslage, den Schlaf-Wach-Rhythmus und die Schmerzbewertung!

Erlösung: Eine Pause für Bewegung aktiviert eine träge Darmmotorik, die Glücksgefühle auslösen kann.

Hämorrhoiden – ein Sitzschaden?

Ein Gefäßpolster aus Arterien und Venen bildet am Darmausgang einen Schwellkörper, der durch Bewegungsmangel und ständiges Sitzen nicht mehr ausreichend entleert wird. Stuhlverstopfung kann ein sehr unangenehmes Hämorrhoiden-Leiden verstärken: Sitzen und ständiger Juckreiz werden zur Qual!

Das einzige „Positivum": Man sitzt mit Hämorrhoiden sehr unruhig und steht gerne auf!

Die Muskulatur

„Die Muskulatur ist unser „zweites Herz", Stoffwechselzentrum und Gesundheitsgarant."

Unsere Muskulatur erfüllt eine Vielzahl von unterschiedlichen Funktionen.

Unsere Körpermuskulatur, die insgesamt über 600 Einzelmuskeln zählt, soll unsere Aufrichtung gegen die Schwerkraft der Erde bewältigen, den gesamten „Bewegungsapparat" zunächst im sicheren Stand stabilisieren und aus dem Stand gezielte Fort- und Handlungsbewegungen ermöglichen.

Unsere Muskeln halten den Kreislauf in Schwung, fördern Blut- und Lymphfluss im Körper und haben erstaunlich vielfältige Funktionen in unserem Stoffwechselgeschehen, von denen immer wieder neue entdeckt werden.

Freie Fettsäuren und Zucker (Glukose) werden von den arbeitenden Muskelzellen regelrecht „aufgesaugt" und in Energie verwandelt!

Die Mensch und seine Zellen halten im Normalfall mithilfe dieser Energie eine Körpertemperatur aufrecht, die zwischen 37,5 und 38 °C liegt!

Der länger sitzende Mensch friert schneller!

Bleibt er stets sitzen, dann fehlt ihm die körperliche Betriebstemperatur und häufig auch die kommunikative Wärme!

Ohne die stets gebotene Anspannung und Entspannung werden unsere Muskelfunktionen sträflich vernachlässigt. Durch die vorwiegend *statische Muskelarbeit* beim Sitzen verkürzen sich Muskelfasern; sie bleiben verkürzt, verspannen und verhärten sich, oft unumkehrbar. Verspannte Muskelfasern behindern den normalen Blutfluss und verringern dadurch eine optimale Versorgung mit Sauerstoff, Glukose und Spurenelementen(Eisen, Jod,

Zink, Selen, Kupfer, Mangan, Chrom, Molybdän, Nickel und Kobalt).

Ohne die Spurenelemente kann der Körper nicht gesund funktionieren. Bei der Muskulatur kann dieser Mangel an gewissen Spurenelementen zu Schmerzattacken führen. So löst Magnesiummangel heftige Muskelkrämpfe aus!

Faszien, welche die Muskeln einbetten, verkleben, verhärten und führen dadurch zu Faszien- und Muskelschmerzen.

Frau Prof. Bente Pedersen, Muskelforscherin aus Kopenhagen, hat in den vergangenen Jahren hervorragende Entdeckungen über die Stoffwechselfunktionen der Muskulatur gemacht. So wurden von ihr die sogenannten *„Myokine"* (Myo = Muskel, Kin = Bewegung) mit-entdeckt; von diesen wirksamen Stoffwechsel-Aktiv-Stoffen sind über 600 bekannt, aber noch nicht komplett erforscht.

Bewegungsmangel führt unter anderem zum Mangel an diesen wunderbaren Botenstoffen.

„Myokine" (*„Interleukine"*) entstehen mit der Bewegung in verschiedenen Körperzellen, besonders wichtige in den Muskelzellen. In den per Muskelpunktion entnommenen Proben fand Bente Pedersen vor und nach Belastung ein sehr bedeutendes *„Myokin"*: das **Interleukin-6**, das wie ein „innerer Arzt" bzw. wie eine *„körpereigene Apotheke"* wirken und heilen soll.

Prof. Ingo Froböse hat in seinem neu erschienenen Buch mit dem Titel „Muskeln, die Gesundmacher" die Wirksamkeit der Botenstoffe der Muskulatur („Myokine") nach aktuellem Wissensstand beschrieben:

- Sie wirken bei der Bildung neuer Abwehrzellen für das Immunsystem mit.
- Sie bekämpfen und regulieren Entzündungen.
- Sie hemmen zahlreiche Erkrankungen, darunter chronische wie Diabetes, aber auch neuro-degenerative wie Parkinson.
- Sie fördern die Neubildung von Blutgefäßen und erhalten die Elastizität der Gefäßwände.
- Sie stimulieren und aktivieren den Fettstoffwechsel.
- Sie bauen Muskelsubstanz auf und aktivieren darüber den Energieverbrauch des Körpers.
- Sie fördern die Insulinsensitivität der Körperzellen und verhindern bzw. minimieren so das Risiko, an Diabetes oder Adipositas zu erkranken.
- Sie optimieren das Erinnerungsvermögen und die Lernfähigkeit.
- Sie schützen vor psychischen Erkrankungen und sogar vor Depression.
- Sie stimulieren die Neubildung von Knochensubstanz und sind somit wirksam gegen Osteoporose.
- Sie wirken präventiv gegen einige Krebsformen wie Brust-, Darm-, Prostata-, Pankreas- und Leberkrebs.
- Sie reduzieren die Folgen einer Chemotherapie wie beispielsweise „Fatigue" (Müdigkeit).

(Die aufgezählten Heilwirkungen sind von Prof. Froböse dem Buch von Prof. Jürgen Eckel mit dem Titel „The Cellular Secretome and Organ-Crosstalk", 2018, entnommen).

Angesichts der Kosten, die für Sitzkrankheiten und das allgemeine Bewegungsdefizit in den USA bei 53 Milliarden Dollar liegen, hat die WHO (Weltgesundheitsorganisation) neue Richtlinien herausgegeben, was die für den Menschen notwendigste Bewegung betrifft:

Trainingsart	WHO Leitlinien 2020			2020 Unterschiede zu den 2010er Leitlinien
	Kinder (5 bis 17 Jahre):	Erwachsene (18 bis 64 Jahre):	Ältere Erwachsene (> 65 Jahre):	
Ausdauer-belastungen	60 Min. pro Tag moderate bis intensive (mindestens drei mal pro Woche) körperliche Aktivität *	Mindestens 150–300 Min. moderate Ausdauerbelastungen oder mindestens 75–150 Min. intensive körperliche Belastungen, pro Woche	Mindestens 150–300 Min. moderate Ausdauerbelastungen oder mindestens 75–150 Min. intensive körperliche Belastungen, pro Woche	Ausdauerbelastungen sind nicht mehr auf mindestens zehn Minuten begrenzt, jede Minute zählt.
Krafttraining	Intensive Ausdauerbelastungen und kräftigende Aktivität mindestens drei mal pro Woche	An mindestens zwei Tagen pro Woche kräftigende Übungen für alle größeren Muskelgruppen für zusätzliche Gesundheitseffekte	An mindestens zwei Tagen pro Woche kräftigende Übungen für alle größeren Muskelgruppen für zusätzliche Gesundheitseffekte	Ähnliche Empfehlungen
Sitzzeit	Sitzzeit reduzieren, insbesondere Zeit hinter Bildschirmen	Sitzzeit reduzieren und durch körperliche Aktivität jeder Art ersetzen	Sitzende Zeit reduzieren und durch körperliche Aktivität jeder Art ersetzen	Keine Empfehlungen zu Sitzen und Inaktivität
Andere Empfehlungen			An mindestens drei Tagen Gleichgewichtsübungen und Krafttraining um Stürze zu vermeiden	Keine Empfehlungen hierzu

* Moderate, körperliche Belastungen: 3–6 METs (metabolisches Äquivalent), intensive (Englisch „vigorous") Belastungen: > 6 METs. Ein MET ist der geschätzte Ruheumsatz. Dieser ist als eine Sauerstoffaufnahme von 3,5 ml/min/kg definiert, was einem Energieverbrauch von 1 kcal pro kg Körpergewicht pro Stunde (4 kJ/kg/h) entspricht. Wenn eine Person mit 80 kg 1 h mit 7 MET Sport treibt, dann verbraucht die Person geschätzt 8 kcal/kg/h * 80 kg * 1 h = 640 kcal im Vergleich zu geschätzt 80 kcal/h in Ruhe.

Quelle: WHO-Richtlinien für Bewegung

Kinder und Jugendliche sollten sich zumindest eine Stunde am Tag bewegen, Erwachsene 150 Minuten am Tag (Spaziergänge, Fahrradfahren, Schwimmen); bei intensivem Training würden auch 75 Minuten reichen.

Das sind unpräzise Vorgaben, wie etwa die des ehemaligen Bundespräsidenten Theodor Heuss in seiner Gründungsansprache an die Bundeswehr: „Nun übt mal schön"!

Diese Bewegung reicht für unseren vorwiegend über den Tag sitzenden Körper nicht annähernd aus, um ein ausgeprägtes Bewegungsdefizit abzubauen.

Eine Fernsehberichterstattung des Senders „**Arte**" brachte vor Kurzem folgende Informationen:

Nachdem man Frankreich die Ausrichtung der Olympischen Spiele 2024 zugesprochen hatte, erklärte die Regierung ein *Bewegungsprogramm für die Gesamtbevölkerung* mit der Bezeichnung L'héritage" („das Erbe") zur Chefsache.

Die Erkenntnis, dass jeder 2. Franzose keinen Sport betreibt, dass 87 % der Jugendlichen zu wenig Bewegung zeigen, 49 % der Bürger hohe Gesundheitsrisiken als Folge von Bewegungsmangel aufweisen (4,5 Stunden Fernsehen, unter einer halben Stunde Bewegung/Tag), veranlasste die Regierung, zunächst für alle Grundschulen Schulsport „plus 30 Minuten" (zusätzlich *„trente minutes"*) Bewegung einzuführen.

3 Milliarden „ Gamer" (Computerspieler) unter 30 Jahren, 50 % weibliche darunter, hätten zwar das *Reaktionsvermögen eines Kampfpiloten, aber auch das Fitnesslevel eines 60-jährigen Rauchers*, war zu hören! Glücklicherweise bemühen sich viele Spieldesigner von Computerspielen um sogenannte *„Exergames" (Videospiele mit gleichzeitigem Bewegungstraining)*.

Auch in der *Onkologie* (Krebsforschung und Krebsbehandlung) wird Bewegungstherapie gegen Krebserkrankungen im Auftrag des Bundesausschusses für Gesundheit akzeptiert und angeboten (Interleukin-6 gegen Krebs!).

„Wer lange sitzt, ist früher tot" ist der dringend notwendige Startschuss für ein geändertes Bewegungsverhalten für „Viel- und Langzeit-Sitzende!

Die „Pause für Bewegung" ist das omnipotente Mittel gegen alle möglichen Erkrankungen durch das Viel-Sitzen.

Deshalb eine Kurzübungspause, die den Sitzmarathon unterbricht:

Übungsangebot Bewegung

1. Übung: „flying wings" („fliegende Arme")
Im stabilen, aufrechten Stand dreht und verwindet sich der Rumpf, nach beiden Seiten wechselnd; dabei „fliegen" die Arme ganz locker von den Schultern weg, nach links und nach rechts. Befindet sich der rechte Arm ausgestreckt nach rechts, dreht sich der Kopf ausgiebig nach rechts zur rechten Hand. Die linke Hand „schlägt" gleichzeitig an die rechte Brust. Entsprechend verläuft der Bewegungsablauf nach der anderen, der linken Seite.
   Diese Übung bis zu 10-mal durchführen, sofern Sie nicht unabhängig davon bereits an Atemnot leiden oder Herzbeschwerden kurieren.

2. Übung: „Basketballspiel"
Der „Ball" oder ein anderer Gegenstand wird vom Boden von links unten-hinten aufgenommen und diagonal nach weit rechts-oben, über die Schulter hinweg nach hinten bewegt. Die Augen folgen dabei der Bewegung und dem Ball!

76

Sie können auch mit der Vorstellung arbeiten: Schnee von links unten nach rechts oben über die Schulter schaufeln und umgekehrt.

Die Übung soll bis 10-mal mit Seitenwechsel durchgeführt werden!

3. Übung: „Balleinwurf"

Die gesamte Wirbelsäule nach hinten überstrecken, den Kopf in den Nacken legen. Danach der Wurf – mit beiden Händen – „so weit es geht". Die Wirbelsäule rundet sich nach vorne zum Boden hin ab, der Kopf folgt – so weit es geht – den Händen, die beide den Boden berühren oder an den Beinen vorbei nach hinten durchschwingen.

Wenn keine Rückenschmerzen vorliegen oder mit weniger Beschleunigung der Bewegung kann die Übung bis zu 10-mal wiederholt werden.

4. Übung: „Schluss-Sprung"

Aus der Hocke heraus springen und mit gestreckten Armen den Körper zur Decke strecken.

Bei intakten bzw. nicht schmerzhaften Kniegelenken kann die Übung bis zu 10-mal wiederholt werden.

Alternative: Mit dem Ausruf „das war Spitze" sprang Hans Rosenthal, Moderator der ZDF-Sendung „Dalli-Dalli", nach einem gelungenen Raten jedes Mal mit angezogenen Beinen nachahmenswert in die Höhe!!

Die Übung kann bis zu 10-mal wiederholt werden.

Quelle: „flying wings" : AGR-Demonstration von Andreas Sperber, Physiotherapeut , Baiersbronn-Klosterreichenbach Bahnhofstr. 5

Wagen Sie den Versuch:
Zusammen mit dem Betriebsrat sollte der Chef überzeugt werden, dass durch die Welle „La Ola" die Produktivität und die Leistungsbereitschaft seiner Mitarbeiter um Welle „La Ola" ein Vielfaches gesteigert werden könnte!

Entsprechend der Pausenklingel in der Schule sollte „La Ola", begleitet von rhythmisch wechselnder Musik, alle 45 Minuten ins Büro zum Mitmachen eingespielt werden!

Alternative: Zu jeder Dreiviertelstunde bringen Sie mit der Kurzübung „flying wings" („fliegende Arme") Ihren Kreislauf in Schwung. Ihr Herz schlägt schneller, Ihr Gehirn bekommt wieder genug Sauerstoff, und dazu gibt es noch folgende „Zuckerchen": Ihre Lunge entfaltet sich und nimmt mehr Sauerstoff auf, Ihre Muskeln werden erweckt und freuen sich über Anspannung und Entspannung, Ihr Stoffwechsel wird angekurbelt, Ihr Darm wird wachgerüttelt, Ihre Wirbelsäule kann ihre vielen gelenkigen Verbindungen zwischen den Wirbeln in viele Richtungen mobilisieren, Ihre Bandscheiben werden belastet und entlastet, was ihnen sehr guttut, und auch Ihre Stimmung dürfte besser werden! Sie sind bestimmt wacher geworden!

Der Wachheitsgrad, Ihre „Vigilanz", ist das „Gaspedal" Ihrer Motivation und Konzentration!

Ohne dass Sie es wahrnehmen konnten, haben sich durch die aktive Pause Ihr Wachheitsgrad („Vigilanz") und gleichermaßen die **Grundspannung Ihrer Muskeln** verändert.

In unserem Gehirn existiert eine Region, deren Zellen und Zellverbindungen als „formatio reticularis" bezeichnet werden. Diese Zellen und dieses Gehirnareal sind tagsüber und nachts „angeschaltet", wobei die *Stärke der elektrischen Aktivität zwischen den Nervenzellen den Wachheitsgrad des Menschen bestimmt.* Das Wachheitszentrum erfüllt die Aufgabe eines „roten Telefons" unseres Körpers. Es bezieht Informationen von unseren Sinnesorganen (Augen, Ohren, Haut) und von anderen Hirnregionen. Der „Hypothalamus", ein Hirnareal, das für vegetative Reaktionen des Gehirns, Affekte und Stimmungen verantwortlich ist, mischt in diesem „Informationsreigen" mit.

Die „formatio reticularis" trifft aus diesen Informationen notwendige Entscheidungen. Wissenschaftliche Untersuchungen zeigten: **Das System arbeitet sehr sensibel!**

Bereits der Anblick einer Spinne kann die Spannung des Biceps-Muskels (nicht nur!) des Oberarms erhöhen!

Hier wirken Verhaltensweisen nach dem Ur-Motto des Menschen:

Bei Gefahr muss das Gehirn blitzschnell entscheiden: Flucht oder Kampf!

Parallel zum Wachheitsgrad werden die verschiedenen Organe eingesetzt. Unsere *Muskulatur* ändert mit unserem Wachheitsgrad gleichzeitig ihre Spannung:

Je höher unsere geistige Präsenz, desto höher unsere Muskel-Grundspannung.

Das bedeutet, dass ständig erhöhte Konzentration unsere Muskelanspannung erhöht, damit Muskelschmerzen, (gebremste Durchblutung!,) entstehen lässt und diese auch verstärkt.

Für diese Erkenntnis bürgen verschiedene Aussagen und eigene Erfahrung!

„Nach meinem stressigen Vormittag stehen meine Schultern in der Höhe meiner Ohren, ohne dass ich dies bemerkt habe."

„Mir wächst so manches über die Ohren."

Entspannung tut not!

Man muss lernen, durch entspannende Sitzpausen (Pausen vom Sitzen!) die Gedanken loszulassen!

Vom *statischen Sitzen,* das die Rücken- und besonders die Nackenmuskeln beansprucht, müssen wir Abstand nehmen!

Wir müssen uns das uns abhandengekommene *Muskel-Bewusstsein* wieder aneignen.

Die *progressive Muskelentspannung nach Jacobson* hat sich dafür seit 1918 vorbeugend und therapeutisch hervorragend bewährt! Ein Spannungs-Entspannungs-Training zur Selbstanleitung. Es existieren gesprochene Anleitungen!

„Anspannung/Verspannung wird zur Gewohnheit. Der chronisch (anhaltend) verspannte Mensch hat die Anspannung und Verkrampfung unzählige Male praktiziert. Übung macht den Meister, daher ist er/sie darin geübt, wie im Golfspiel oder im Tastaturschreiben, wenn er/sie diesen Aktivitäten ebenso viel Aufmerksamkeit schenkt. Er/sie praktiziert die Anspannung natürlich nicht wissentlich, aber das Ergebnis ist das Gleiche!"[4]

Zitat: Green, E. und Green, A.: „Biofeedback eine neue Möglichkeit zu heilen", Hermann Bauer Verlag Freiburg, 1978

Übungsangebot Entspannung

Progressive Muskelrelaxation nach Jacobson für Schultern und Nacken

Wer viel sitzt, leidet häufig unter Verspannungen im Schulter- und Nackenbereich. Diese Übung hilft, Muskleblockaden zu lösen:

1. Sie liegen entspannt auf dem Rücken auf einer Übungsmatte und richten Ihre Aufmerksamkeit auf den Schulter- und Nackenbereich.
2. Drücken Sie nun den Kopf sanft gegen die Unterlage und spüren Sie die Muskeln im Nackenbereich.
3. Atmen Sie ruhig ein und aus. Unter Spannung drehen Sie den Kopf langsam auf die rechte Seite, dann wieder zur Mitte zurück. Lassen Sie los und spüren Sie, wie sich die Muskeln im Nacken ausdehnen und entspannen.

4. Atmen Sie ruhig ein und aus. Unter Spannung drehen Sie den Kopf langsam auf die linke Seite, dann wieder zur Mitte zurück. Lassen Sie los und **spüren Sie, wie sich die Muskeln im Nacken ausdehnen und entspannen**.
5. Anschließend spannen Sie die Schultern an und ziehen sie hoch in Richtung Ohren. Entspannen Sie und lassen Sie die Schultern spürbar(!)wieder sanft zurückgleiten.
6. Drücken Sie die Schultern gegen die Unterlage. Spüren Sie die Spannung im oberen Teil Ihres Rückens. Entspannen Sie und geben Sie die Schultern wieder vollständig frei.

Die Wirbelsäule

Damit sind wir bei unserer Wirbelsäule angelangt, der „tragenden Säule" unseres Mensch-Seins. Sie spricht mit ihrer emotionalen Gestik ihre eigene „Sprache".

Ein Beispiel hierfür:

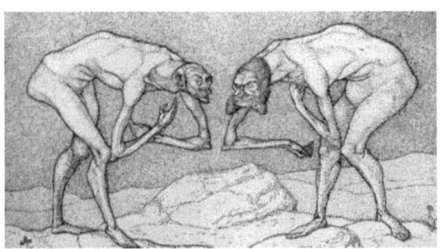

Paul Klee 1903: „Zwei Männer (eventuell Kaiser Wilhelm II. und Kaiser Franz Joseph I.), einander in höherer Stellung vermutend, begegnen sich. Quelle: Sammlung Paul Klee, Lenbachhaus München.

Die Wirbelsäule, des „modernen" Menschen ewig „Ach" und Weh"! Im Verlauf des Lebens stehen an den meisten Wirbelsäulen etliche Reparaturen an!

Die *Schmerzwahrnehmung* muss sich in den letzten Jahrhunderten massiv verändert haben! Seit in „fortschrittlichen" Ländern die körperlichen Anstrengungen durch die Errungenschaften des technischen Fortschritts erleichtert wurden, nahmen die Zahlen der „Rückenkranken" erheblich zu.

Das *Level der Schmerzempfindungen* wurde zusätzlich durch das umfassende Versorgungsangebot an Ärzten, Physiotherapeuten, Masseuren, Fitnessstudios, Versicherungen, Krankenkassen, staatlichen Hilfen und Medikamenten abgesenkt!

Beim Spargelstechen, bei der Weinlese und Gurkenernte, beim „Truck"-Fahren halten offensichtlich polnische, rumänische und bulgarische Rücken wesentlich mehr Belastung aus als deutsche oder mitteleuropäische, für körperliche Arbeiten untrainierte und unwillige Rücken.

Vor Jahrzehnten hätte ich mit jedem gewettet, dass ich die meisten US-Bürger an der Form ihres Gesäßes erkennen würde. Sie saßen schon viel länger als wir Europäer. Das Gesäß vieler Amerikaner hatte sich bereits der Stuhlform angepasst und wurde quadratisch!

Wir befinden uns auf dem „besten" Weg, uns sitzend zu verformen!

Unsere Wirbelsäule hat normalerweise 7 Halswirbel, 12 Brustwirbel und 5 Lendenwirbel. *Die einzelnen Wirbelkörper sind mit zwei paarigen beweglichen Wirbelgelenken, jeweils nach „unten" und „oben" verbunden.* Die *Wirbelgelenke* geben die Bewegungsrichtung vor und begrenzen die Bewegungsausmaße.

Eine Bandscheibe zwischen je 2 Wirbelkörpern und diese paarigen Wirbelgelenke bilden jeweils ein *bewegliches(!) Wirbelsegment.*

Die Bandscheiben bewirken eine die Gesundheit jeder Bandscheibe erhaltende Dämpfung und Abfederung vertikaler *Belastung und Entlastung.*

*Bandscheiben „leben" von **Be**lastung und **Ent**lastung!*

Die Körperhaltung wird stabilisiert durch tiefe, direkt an der Wirbelsäule und ihren knöchernen, quer- und an Dornfortsätzen fixierten, kurzen Rückenmuskeln. Die den Menschen bewegenden Muskeln sind lange, schichtweise nach außen angelegte Rumpfmuskeln, die speziell mit Balanceübungen trainiert werden können!

Von Natur aus ist unsere Wirbelsäule nicht für ständiges Sitzen angelegt.

Dazu muss ich als Mitbegründer der Rückenschule in Deutschland Folgendes erklären:

Sitzen lässt sich grundsätzlich heutzutage nicht durchweg vermeiden, aber **wenn** man **schon sitzen muss,** dann sollte man gewisse **Sitzregeln** beherrschen, um Schlimmeres, nämlich Schmerzen und Verformungsschäden der einzelnen Wirbel, wie Arthrose, Segment-Lockerungen, Wirbel-Gleiten, Haltungsschwächen-Verfall und bleibende Verkrümmungen der gesamten Wirbelsäule, zu vermeiden!

Körpergerechtes Sitzen ist ein aktiver Vorgang und beginnt mit der Balance des Beckens auf Ihren Sitzbeinhöckern, die Sie in Ihren beiden Pobacken fühlen können. Die spürbaren Sitzbeinknochen, auf denen man punktuell sitzen soll – deshalb werden sie so beschrieben –, stellen den „Dreh- und Angelpunkt" bei der Balance des Beckens dar!

Der Spiel-Kreisel dient dabei als geeignetes Vorbild! Entsprechend der Balance-Position des Beckens verändert sich Ihre Wirbelsäulenform zum „Guten, wie auch zum „Schlechten"!

Beim lässigen Sitzen kippt Ihr Becken nach hinten, und die Wirbelsäule fällt in einen *„Rundrücken"*.

Kippt das Becken zu weit nach vorne, sitzen sie mit einem *„Hohlkreuz"*. Beide Extrempositionen sind auf längere Sitzzeiten gesehen bewegungs-anatomisch ungünstig, ja sogar krankmachend!

Pendeln Sie ständig mit Ihrem Becken zwischen den beiden Extremen und suchen Sie sich, hin und her bewegend, Ihre Mitte der Bewegung! (Kein Rücken ist gleich und perfekt geschaffen!)

Beste Bewegungs-Kontrolle durch: Handfläche der einen Hand auf dem Bauch, Handrücken der zweiten Hand am „hohlen" Rücken!

Die **Balance des Kopfes**, die wiederum im Schädel das Gleichgewichtsorgan in optimaler Funktion erhält, setzt die **Balance des Beckens** voraus!

Um die Balance Ihres Kopfes zu realisieren, üben Sie einen Gegenstand auf Ihrem Kopf zu balancieren, z.B. eine Aktentasche.

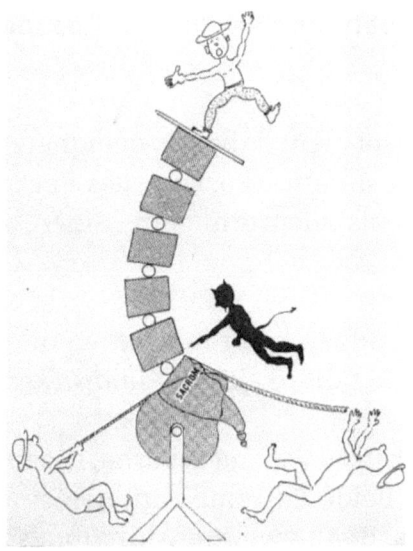

(Quelle: Cailliet, Rene, M. D. Pain Series: Low Back Pain Syndrom. F. A. Davis Company, Philadelphia 1988)

Eine nicht-physiologische Beckenstellung wirkt sich bis in die obere Halswirbelsäule aus, auf welcher der Kopf balanciert wird.

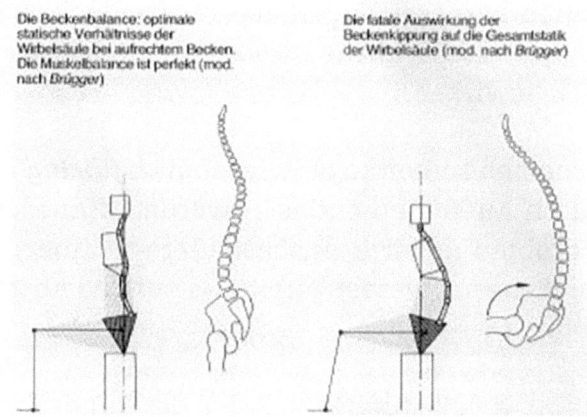

Quelle: Brügger, A.: Gesunde Körperhaltung im Alltag

Ein aufrecht balanciertes Becken wirkt sich positiv auf die Form der Wirbelsäule aus, eine Kippen des Beckens nach hinten formt einen Rundrücken.

Das Abknicken der unteren Lendenwirbelsäule beim Hinsetzen führt zu einer schädlichen segmentalen Lockerung der Wirbelreihe.

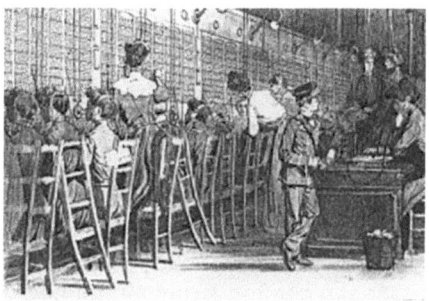

Sitzen sollte mit Bewegung verbunden sein. Diese Telefonistinnen aus früherer Zeit lösten das Problem Bewegungsmangel bei vorgegebenem Sitzzwang in bescheidenem dynamischem Ausmaß!

Wir sollten berücksichtigen, dass verschiedene Sitzpositionen unterschiedliche Druckbelastungen der Bandscheiben bewirken.

Bandscheiben sollten so oft wie möglich *flächig belastet* und durch Aufstehen entlastet werden. Bandscheiben von erprobten Reitern, -insbesondere sichtbar bei den Dressur-Reitern-, werden durch das Auf und Ab im Sattel „verwöhnt"!

Randkantige Belastungen(z. B. bei der Rundrückenhaltung) vertragen die Bandscheiben so wenig wie die Federung einer Bettkante, wenn sie stets nur am Rande belastet wird. Fehlbelastete Bandscheiben werden mürbe; ihr Gallertkern kann Ihnen als allseits bekannter Bandscheibenvorfall das Leben zur Hölle mach

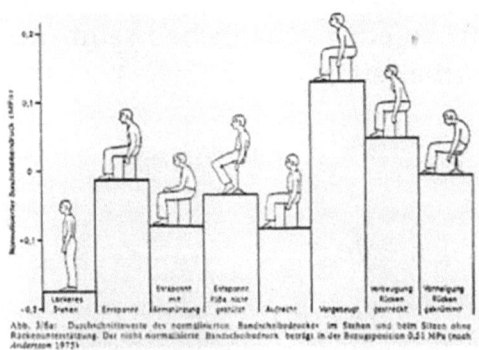

Verschiedene Sitzpositionen bewirken unterschiedliche Druckbelastungen der Bandscheiben. Quelle: Anderson: „Bandscheibenbelastung beim Sitzen", 1975

Die Halswirbelsäule

Ursprünglich weist die Halswirbelsäule die *umfassendste Beweglichkeit der gesamten Wirbelsäule* auf; sie ist bzw. sollte *in fast alle Richtungen* beweglich sein und bleiben! Sie ermöglicht und verbessert – in gutem Zustand – die Erfüllung der Funktion der Sinnesorgane: Sehen, Hören, Riechen:

- Der Nacken folgt normalerweise beim Sehen Ihren Augenbewegungen.
- Wollen Sie eine Geruchsquelle genau analysieren, heben Sie die Nase an, um den Duft besser in die Nase einströmen zu lassen.
- Bei der Weinprobe bewegt sich Ihre Nase in das Glas, in Richtung des Weines.
- Wenn Sie besser hören wollen, drehen Sie Ihren Kopf und Ihr Ohr in Richtung Schallquelle.
- Beim Betrachten der Sterne blicken Sie nach oben, beim Schnüren der Schuhe nach unten!

Mit einem steifen, verspannten „Computer-Nacken" kommt Ihnen fast jeglicher Sinnesgenuss abhanden!

Die obengenannten Sinnesangebote sollten Sie, so oft es geht, als Übung nutzen, um damit Ihre Halswirbelsäule wieder beweglicher zu machen, selbst wenn es dabei schon „knirschen" sollte!

Unser Schädel wird vom ersten Halswirbel getragen, dem sogenannten Atlas (Atlas war in der griechischen Mythologie ein Titan, der das Himmelsgewölbe trug).

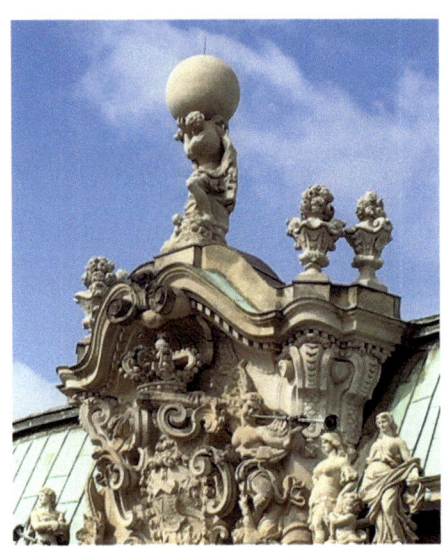

Der Titan Atlas trägt das Himmelsgewölbe auf seinen Schultern,
Quelle: Eigenes Foto: Zwinger, Dresden.

Von den „Kopfgelenken", den gelenkigen Verbindungen
des 1. Halswirbels mit dem Schädel sowie den Verbindungen zwischen dem 1. und 2. Halswirbel (Axis genannt, mythologischer Nachfolger von Atlas, der offensichtlich seine Berufung, die Welt zu stützen, nach
verlorenem Kampf der Titanen abgeben musste), gehen
wichtige Stellreflexe für die gesamte Wirbelsäule und die
Körperhaltung aus.

Der Informationsstrom über Nerven erfolgt über eine be-
stimmte Region im Gehirn und regelt den Informations-
austausch dieses Regelsystems.

**Deshalb haben die „Kopfgelenke" den Ruf eines zu-
sätzlichen Sinnesorgans! (6. Sinn!)**

Funktionsstörungen der Kopfgelenke können eine ganze Serie von Beschwerden auslösen:

- Kopfschmerzen
- Hör- und Sehstörungen
- Ohrengeräusche (Tinnitus)
- Vegetative Fehlregulationen
- Konzentrationsschwäche
- Beeinträchtigung der allgemeinen Leistungsfähigkeit
- Schwankungen der Affektivität und Stimmungslage bis hin zu Persönlichkeitsveränderungen mit depressiver Verstimmung

Vergessen wir die 18 Millionen Menschen mit bohrenden Kopfschmerzen und die 350 000 Deutschen mit Migräneattacken nicht! Gerade bei Letztgenannten können chronisch verspannte Nackenmuskeln Migräneattacken „triggern" (auslösen). Stichwort: „Atlasblockierung"!

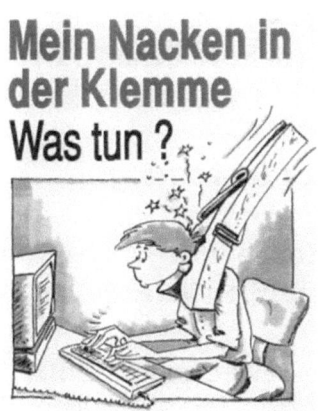

Momentaufnahme des am Computer arbeitenden Menschen, Illustration von Conny Wolf

„Der Computerhals"

Der Kopf erscheint wie durch eine Schraubzwinge fixiert, anstatt auf der Halswirbelsäule wie ein Ball auf der Stange balanciert, das heißt bewegt zu werden.

Der Blick ist fast bewegungslos, der Mensch ist mit *„eingefrorenem Blick"* (Prof. Dr. Rainer Patzlaff), auf den Bildschirm fixiert.

Die von der „Schöpfung geschenkten" Bewegungsfreiheiten, Nick-, Vorwärts-, Rückwärts-, Seit- und Drehbewegung, sind jeweils stundenlang auf ein Minimum reduziert.

Starten wir mit Übungen zwischendurch für Ihre Halswirbelsäule:

Zunächst nutzen Sie die ursprünglich normalen, uneingeschränkten Bewegungsrichtungen Ihrer Halswirbelsäule als Übung (siehe folgende Darstellungen!).

Übungsangebot Bewegung

Praktische Anatomie und gleichzeitig korrekte Übungen für die Halswirbelsäule:

Führen Sie diese Bewegungen sanft, langsam und korrekt durch!

Versuchen Sie eingeschränkte Bewegungs-Richtungen

ohne Gewalteinwirkung zu erweitern! Vermeiden Sie Zugluft und Kälte, z.B. „Aircondition"!

Üben Sie während langer Fernsehsitzungen, z.B. bei sportlichen Großereignissen!

Üben Sie während längerer Autofahrten, beobachten Sie den Verkehr intensiv über die Innen-und Außenspiegel!

Lösen Sie ihren Blick häufiger vom Computerdisplay oder Handy und beobachten Sie die schöne Umgebung!

Erinnern Sie sich an die häufige Verneigung der Japaner, an die Gläubigen an der Klage-Mauer in Jerusalem?

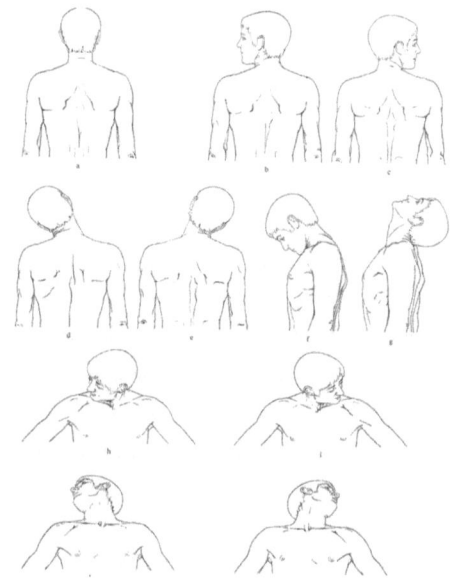

Quelle: Lanz/Wachsmuth: „Praktische Anatomie",
Springer Verlag 2003

Bitte nicht über eine mögliche Schmerzgrenze hinaus bewegen, sondern den eingeschränkten Bewegungsvorgang bei Schmerzfreiheit mehrfach „sanft", nicht ruckartig wiederholen.

Durch „sanfte" Mithilfe Ihrer Hände können Sie die Bewegung unterstützen, um Ihren aktuellen eingeschränkten Bewegungszustand zu erweitern.

Übungen für die Kopfgelenke

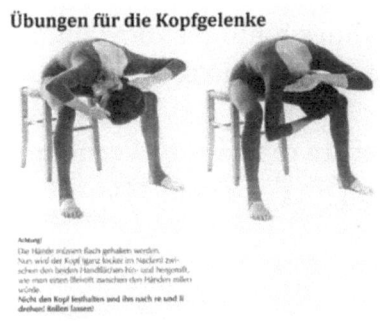

Quelle: E. Risch: „Gesunder Rücken, Gesunder Nacken", „Wege zur Selbsthilfe", Gustav Fischer-Verlag 1989

Achtung!

Die Hände müssen flach gehalten werden.
Nun wird der Kopf ganz locker im Nacken zwischen den beiden Handflächen hin- und her gerollt, wie man einen Bleistift zwischen den Händen rollen würde.
Nicht den Kopf festhalten und ihn nach rechts und links drehen! Rollen lassen!

Rein evolutionär machen wir am Computer einen Rückschritt in die Zeit der Fische, deren Kopf noch unbeweglich an den Rumpf angegliedert war.

Erst bei Reptilien, die den Lebensraum Wasser verließen, aus dem Wasser stiegen, und zu einer Lebensweise an Land übergingen, wurde die Beweglichkeit des Kopfes erforderlich. Das Leben an Land war gefährlich, und ein beweglicher Kopf mit optimal arbeitenden Sinnesorganen konnte oft lebensrettend sein!

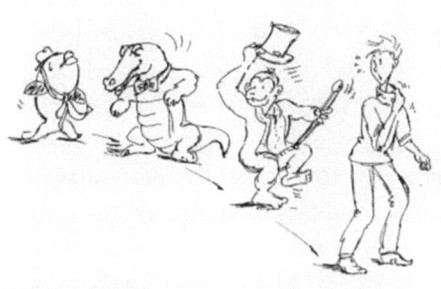

Übergang von der aquatischen (im Wasser) zur terrestrischen (an Land) Lebensweise Illustration von Conny Wolf

Unser *Gleichgewichtsorgan* in den Innenohren ist beim Sitzen größtenteils „off duty", das heißt „außer Dienst".

Das Gleichgewichtsorgan ist für den stehenden und gehenden Menschen von Bedeutung, denn es errechnet die jeweils aktuelle Position des Körpers im Raum und steuert sichernd jegliche Bewegung, die wir durchführen.

Gerade im Alter ist die erhaltene, stets geübte Funktion dieses Regelzentrums wichtig.

Es schützt uns insbesondere im Alter vor Stürzen!

Trainieren Sie Ihren Gleichgewichts-Sinn mit dem Ein-

bein-Stand der Massai und den der Yogis, mit einem Balancekreisel, auf einem „Pedalo"-Fußtrainer, gehen Sie auf einem Strich am Boden, üben Sie das Einsteigen in die Hosen!

Die Gleichgewichtsorgane in beiden Innenohren

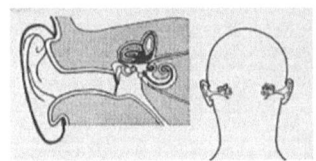

Quelle: Barlow, W.: „Die Alexandertechnik",
Kösel-Verlag 1987

Beschwerden, die von der Halswirbelsäule und dem Schultergürtel ausgehen werden häufiger! Diese Körperregion erfordert gerade im digitalen Zeitalter unsere besondere Aufmerksamkeit und Zuwendung.

Zur immer größeren Beschwerde-Region wird der Schultergürtel. Durch die konstante Armvorhalte und Kopf-Vorneigung (Hebelgesetze!) wird die Schulter-Nacken-Muskulatur statisch überlastet. Dies führt zunehmend zu Schulter-Nacken-Arm und Hand-Beschwerden.

Bei einer dynamischen aufrechten Haltung (Balance des Beckens) – nicht in disziplinierter Rechtwinkelhaltung zwischen Rumpf und Oberschenkel – balanciert der Kopf auf der Halswirbelsäule wie ein Apfel auf der Stange. Der Blick sollte geradeaus gehen. (Die Augenärzte fordern eine leichte Kopfneigung nach vorne, dabei sollte die Benetzung der Hornhaut des Auges vorteilhafter sein.)

Mit einer Unterarmstütze, die den Ellenbogen aufnimmt, wird das Gewicht des Armes verringert, die Nackenmuskeln entspannen sich. Zusätzliche Entlastung des Schultergürtels bringt eine Tastatur, auf welcher der Handballen aufgesetzt werden kann.

Natürlich darf zwischendurch eine Bewegungsübung für den Schultergürtel nicht fehlen!

Am besten bewegen Sie sich locker vom Hocker und üben Ihre Atem- und Kurzbewegungspausen (Pausen für Atmung und Entspannung, Pausen für Bewegung).

Nicht zu vernachlässigen ist die Vielzahl notwendiger ergonomischer Gegebenheiten der Büroeinrichtungen!

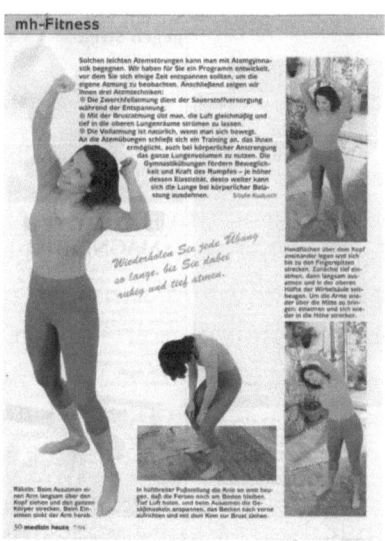

Jede fantasiereiche Bewegungsgestaltung macht Sinn!,
Quelle: „Medizin heute 7/94

Das Gesamtbild soll zeigen, dass viele Zeitschriften ihren Beitrag zur Verbesserung der Beweglichkeit der Mitbürger und Leser leisten.

Übungsangebot Bewegung

Auf-Steh-Übung: **„Am Stuhl festgeklebt"**

Wenn Bewegungsübungen zwischendurch nicht möglich sind, können Sie sich und Ihrem Körper die stets nötige Bewegung mit der Übung „Am Stuhl festgeklebt" verschaffen.

Die Übung sollten Sie so oft und so langsam wie möglich durchführen! Sie sind nicht wirklich am Stuhl, auf dem Sofa oder Sessel festgeklebt!

- Mit der Vorstellung, festgeklebt zu sein, lösen Sie sich im Zeitlupentempo von der Sitzfläche und strecken die Arme nach vorne.
- Nun strecken Sie – so langsam wie möglich – Ihre Knie- und Hüftgelenke durch und richten sich auf.
- Anfangs werden Sie beim Aufrichten die gleichen leichten Schmerzsymptome in ihren Oberschenkeln spüren **wie ein Skirennfahrer** beim Abfahrtwettbewerb, vor allem **zwischendurch verharren** Sie zeitweise ein wenig in der Aufrichtbewegung.

Sie trainieren mit dieser Übung wirksam Ihre gesamte Bein- und Gesäßmuskulatur! Der große Vorteil: Diese

Übung können Sie praktisch an jedem Ort oder „Örtchen"
durchführen!

Ihre *Brustwirbelsäule* ist in erster Linie, eine *„Dreh-
Säule"*, weil hier durch die Konstruktion der Wirbelgelenke vorwiegend Bewegungsfreiheit für das Verdrehen
des Oberkörpers gegeben ist. Die anfängliche Verdre-
hung beträgt jeweils nach einer Seite ca. 35 Grad.

Übungsangebot Bewegung

Übung für die Brustwirbelsäule

Im Stehen können Sie einen Basketballspieler nachah-
men, der den Ball dribbelnd um sich herum bewegt.

Im Sitzen führen Sie gedanklich einen Ball oder einen
anderen Gegenstand, eine Wasserflasche, mehrfach vor
Ihrer Brust von rechts außen nach links außen und zurück.

Übungsangebot Bewegung

Übungen für die Lendenwirbelsäule

Ihre Lendenwirbelsäule ist vorwiegend eine *„Bücke-
Säule"*. Die Fähigkeit, sich zu bücken – anfangs 40 Grad –
bzw. sich rückwärts – anfangs 30 Grad – zu neigen,
nimmt mit zunehmenden Alter ab, kann aber durch Üben
und tägliches Training (gläubige Moslems verneigen sich

6-mal am Tag auf dem Gebetsteppich gen Mekka), weitgehend erhalten bleiben!

Verneigen Sie sich, so oft wie möglich, mit etwas Abstand vom Schreibtisch vor Ihrem Computer oder sammeln Sie vorher verstreute Krümel rund um Ihren Sitz auf. Wenn Sie sich aus der Verbeugung wieder aufrichten, strecken Sie sich mit Ihren Armen und Ihrem gesamten Körper zur Decke und nach hinten, -so weit es geht-, und flehen Sie zum „Himmel", dass Sie gesund und fit bleiben!

Stapeln Sie zuhause das Brennholz für den Winter, unternehmen Sie Bergtouren, übernehmen Sie Gartenarbeiten,-nicht alle auf einmal und ohne langsame Steigerung der ungewohnten Belastung-, nutzen Sie einen der „grünen Bälle" für Ihre Gymnastik und als Sitzübung auch ein „hula hoop"-Ball kann nützlich sein! Tanzen Sie, je nach Kondition, Alter und Gefallen, freudvolle und rückenfreundliche Tänze !

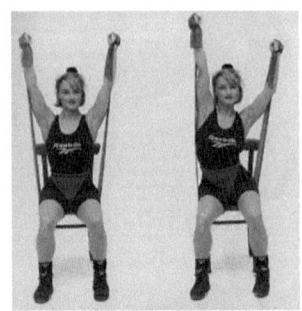

Quelle: H:D: Kempf, F. Schmelcher, C. Ziegler: Trainingsbuch THERA-BAND, Rowohlt-Verlag , 1996. Noch wirkungsvoller sind Übungen im Stehen und Bewegen, die Übungen: „Fliegenden Arme" („flying wings"), „Basketballspiel", „Balleinwurf" und „Schluss-Sprung"!

Sofern Sie ein „Theraband" (Gummiband, Ihr „Fitness-Studio in Taschenformat") besitzen, können Sie damit zu Hause oder bei der Arbeit hervorragend und mit minimalem Aufwand den gesamten Körper trainieren, speziell den Rücken, die Brustmuskeln und sogar die Bauchmuskeln!

Übungsangebot Bewegung

Die für den Körper wichtigen stabilisierenden Muskeln trainieren Sie am effektivsten mit Balance-Übungen!

Dafür eignen sich:

Balancekreisel, Balancematte, Schaukelwippe, Mini-Schaukelbrett, Ballkissen, Seilgehen, Slack-Line, Kopfstand, Balance eines Gegenstandes auf dem Kopf, Mini-Trampolin, „Vibrations-power-plate", Einbeinstand nach Manier der Massai-Hirten, Yoga-„Baum" oder propriozeptives Training auf den Planken eines Schiffes im Sturm.

Zur optimalen Funktion unseres Bewegungsapparates ist ein ständiges Training der Koordination, der Schnelligkeit, der Kraft, der Beweglichkeit und der Ausdauer.

Nachahmenswert: Afrikanerin trägt Last auf dem Kopf.

In meiner Jugend und Heimat auf dem Land war es noch üblich, teiggefüllte Bastkörbe zum Ortsbäcker zu tragen. In den afrikanischen Ländern tragen vorwiegend Frauen sämtliche Waren und Gegenstände und speziell Wasser in Gefäßen, auf dem Kopf.

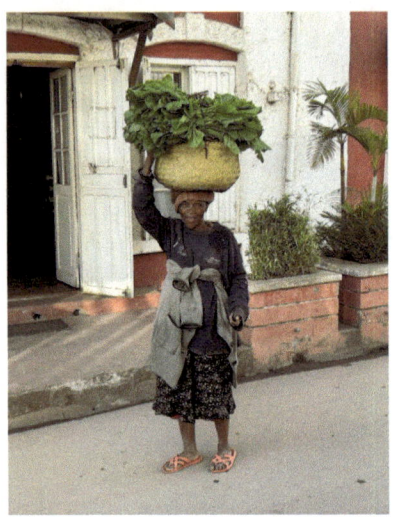

Quelle: Foto Ulrich Kuhnt, Rückenschule Hannover

Eine beispielhafte und wirksame Therapie bei Nacken-problemen!

Balance heißt das Zauberwort! Körperliche und psychische Balance sind die wichtigsten Faktoren eines Menschenlebens! Die Balance hält die Muskulatur gesund: Anspannung und Entspannung der Beuger und Strecker (Yin und Yang)!

Quelle der folgenden Fotos aus: Dr. med. B. Reinhardt „Ohne Rückenschmerzen bis ins hohe Alter", Knaur-Ratgeber 2007.

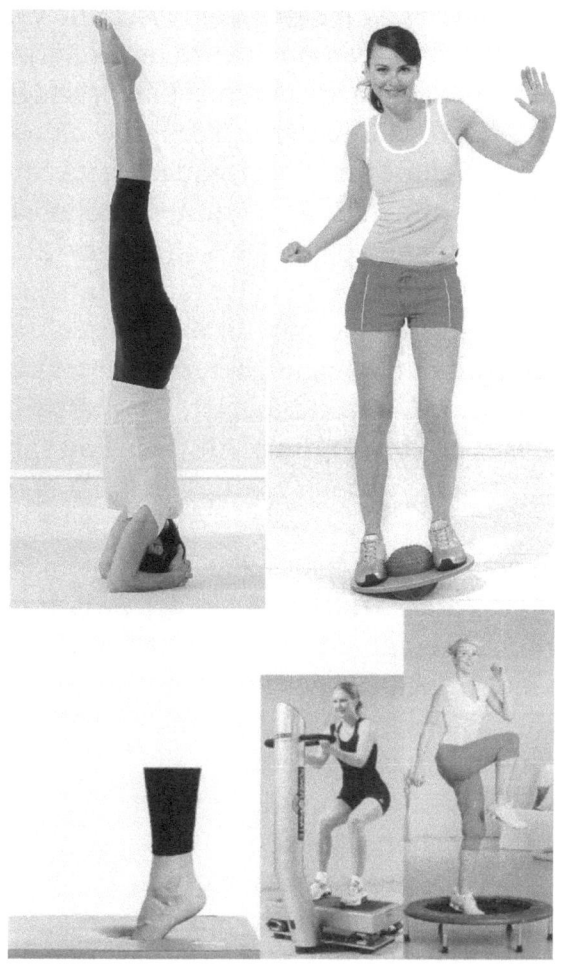

Kopfstand, Balancekreisel, "power-plate",
Minitrampolin, Balance-Pad

„Vor über 40 Jahren wurde das **Minitrampolin** zum Auf-
bautraining der Astronauten genutzt.

Albert Einstein bewies, dass die Gravitation die gleichen

Effekte zur Folge hat wie Beschleunigung und Verlangsamung. Auf dem Minitrampolin wird unser Körper gleich 2-mal in einer Sekunde abgebremst und beschleunigt. In einer Studie der NASA wurden Körperbeschleunigung, Sauerstoffaufnahme und Herzfrequenz getestet. Das Ergebnis: Das Training auf dem Minitrampolin ist im Vergleich zum Laufen um bis zu 68 % effektiver (Bhattacharya et al., 1980).Das bedeutet also auch, statt 30 Minuten zu joggen, brauchen Sie nur 10 Minuten zu trainieren, um annähernd den gleichen Trainingseffekt zu erzielen. Das wirklich Geniale dabei ist, dass tatsächlich der gesamte Körper von Kopf bis Fuß auf eine sanfte und gelenkschonende Weise gekräftigt wird.

Während beim Radfahren gerade 40 %, beim Laufen 70 % und beim Nordic Walking 85 % der Gesamtmuskulatur zum Einsatz kommen, werden nur beim Rebounding wirklich mehr als 400 Skelettmuskeln des menschlichen Körpers beansprucht. 10 bis 15 Minuten täglich reichen aus, um die Fitness zu steigern, die Muskeln zu kräftigen, das Herz-Kreislauf-System anzukurbeln, Körperzellen zu aktivieren, Knochen zu festigen, Gelenke zu bewegen, den Stoffwechsel zu verbessern, den Lymphstrom zu beschleunigen, die Koordination zu fördern, Fett abzubauen und schließlich das Wohlbefinden und die Psyche zu stabilisieren."[5]

J. Raschinsky; „Spring Dich fit" Meyer & Meyer- Verlag 2008, 2. Auflage

Als geeignete Lebenszeit-Übungen sind empfehlenswert:
• Quigong, entspannt, macht gelassen und hellwach

- Taiji/Taijiquan, mit fließenden Bewegungen zurück ins Gleichgewicht, Bewegung in Balance sorgt für Ruhe und Entspannung, wird in China vorwiegend von älteren Menschen – noch! – täglich gemeinsam in den Parkanlagen gepflegt
- Traditionelles Krafttraining mit verantwortungsvoller und fundierter Anleitung
- Ballgymnastik (Dr. h.c. Susanne Klein-Vogelbach)
- Variables Lage-Schwimmen
- Altbewährte Liegestützen: Prof. Justin Yang von der Harvard Universität fand in Untersuchungen heraus, dass Feuerwehrleute, die seit zehn Jahren von ihm beobachtet wurden und die mehr als 40 Liegestützen am Stück pro Tag schafften, ein um 96 % geringeres Risiko für Herz-Kreislauf-Erkrankungen wie z. B. Herzinfarkt aufwiesen! (Quelle: Prof. Ingo Froböse)

Unsere Gelenke leben von Bewegung!

Gelenke, die beim Sitzen größtenteils unter dem Schreibtisch verschwinden, werden oft stiefmütterlich behandelt oder schlichtweg vergessen. Dabei benötigen Hüft-, Knie-, Sprung-, Fuß- und Zehengelenke unsere Zuwendung, um ihre Funktion optimal erfüllen zu können.

Alle Gelenke benötigen für ihre Aufgabe ständig Bewegung. Diese erhält die Beweglichkeit, fördert die Kraft der die Gelenke stabilisierenden und bewegenden Muskeln, garantiert die Ernährung des Gelenkknorpels und beugt der Gelenkarthrose (dem Verschleiß) vor.

Bewegung ohne Belastung ist im Prinzip überall möglich, auch unter dem Schreibtisch!

Für unsere Hüftgelenke ist das Aufstehen aus dem Sitzen wohl das Beste. Sie lassen sich in der Hüftbeuge durchstrecken und dehnen dabei den kräftigen Hüftbeugemuskel, der dazu neigt, sich zu verkürzen; gleichzeitig werden beide Hüftgelenke belastet.

Auch Ihre Kniegelenke danken Ihnen das Aufstehen; wodurch sie sich durchstrecken, bewegt und wechselseitig kurzfristig auch belastet werden.

Im Stehen kann jeder lockere Kick- oder Schwungübungen, die Seiten wechselnd, durchführen.

Schwingen Sie ihre Unterschenkel häufiger und locker nach vorne und hinten, dann machen Sie nichts anderes, als dass Sie dem israelischen Bewegungstherapeuten Moshe Feldenkrais folgen, der aus diesen eigenen Erfahrungen eine weltbekannte Lehrmeinung schuf.

Ihre Sprunggelenke heben und senken Ihre Füße unter dem Tisch, wie etwa bei ausgreifenden Tritten auf Pkw-Pedale !

Training für die Füße:

„Krallen" Sie gelegentlich Ihre Zehen in den Schuhen. Greifen Sie ohne Schuhe mit den Zehen ein Taschentuch, einen Kugelschreiber oder Ähnliches.

Denken Sie daran, dass es Maler ohne Arme gibt, die ihre Kunstwerke zwangsweise mit ihren Füßen malen können.!

Zur Bewegungspause unter dem Tisch eignet sich als Vorbild der Organist/die Organistin, der/die mit den Füßen Pedale (pes = der Fuß) bewegt. Der US-amerikanische Organist Cameron Carpenter spielt bei Klavier-Etüden (Revolutions-Etüde Op. 10 No. 12) von Frédéric Chopin die Orgel ausschließlich mit den Füßen.

Nachahmenswert! Auch ohne in den Büroboden eingebaute Orgel-Pedale!

Um Gelenke, Füße und Beine „unter dem Tisch" zu bewegen, wird jede Menge von „Sport"-Geräten angeboten!

Test und Übung für die Füße:
- Kann ich den Fuß im Sprunggelenk auf und ab bewegen?
- Wie weit kann ich den Fuß kreiseln lassen?
- Wie beweglich ist der Mittelfuß, kann ich den Fuß-Innenrand zur Körpermitte hin einwärts drehen? Oder kann ich ihn vielleicht auch nach außen drehen, sodass die Zehen schräg vom Körper wegzeigen?
- Wie geschickt bin ich mit den einzelnen Zehen, lässt sich jede Zehe auf mein Kommando steuern ähnlich wie die Finger? Kann ich mit den Zehen etwas greifen oder eine kleine Geschicklichkeitsübung, etwa Schreiben ausführen?

Quelle: Klüppel, Gilbert/Kuhnt, Ulrich: „Gesunde Füße, Schritt für Schritt zum Wohlbefinden!", Compact Verlag, 200

Die Zukunft: Das „bewegte Büro"

Ich gehe davon aus, dass das Sitzen nicht mehr vollkommen wegzudenken sein wird. Nachdem verschiedenste Zeitenwenden eingeläutet wurden, wird sich auch eine Zeitenwende hin zu mehr und ausreichenden Bewegungsanreizen durchsetzen!

Das „bewegte Büro" der Zukunft stelle ich mir etwa so vor:

Arbeiten Sie sich nach oben, abwechselnd vom Sitzen in den Stand an einem verstellbaren und an die Körperhöhe anpassbaren Schreibtisch.

Das Auf und Ab hält Sie gesund! Der Wechsel zwischen Sitzen, Stehen und Bewegen entlastet die Wirbelsäule, aktiviert den Kreislauf!

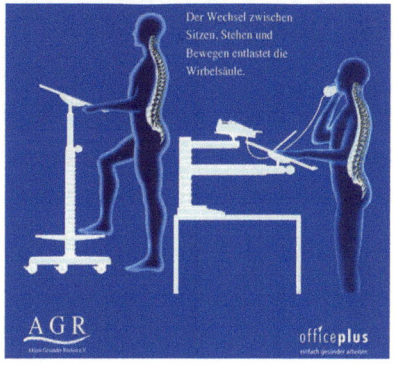

Quelle: „Aktion Gesunder Rücken", AGR e.V., Bremervörde

Ich war 25 Jahre als unabhängiger, wissenschaftlicher Berater des AGR–Gütesiegel-Gremiums tätig und habe mich intensiv mit dem Ziel **„Optimierung bewegungs- und gesundheitsfördernder Arbeits-und Alltagssituationen"**, befasst.

Die AGR hat in den vergangenen, über 30 Jahren, erfolgreich, durchdachte, geprüfte, umsetzbare, ergonomische Vorgaben geschaffen und in der Berufswelt und für den Alltag bereits große Akzeptanz und landesweit Verbesserungen erreicht.

Eine Zwischenstufe zwischen dem Sitzen und Stehen am Schreibtisch bildet eine **Steh-Sitz-Hilfe** (fast stehend, gering unterstützt von einer reduzierten Sitzfläche).

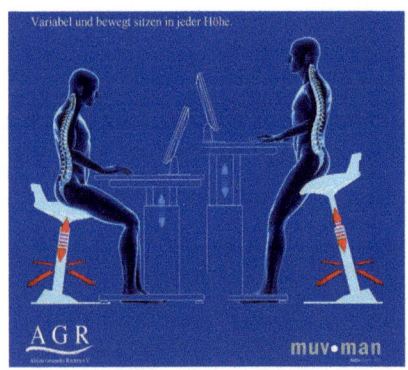

Quelle: „Aktion Gesunder Rücken", AGR e.V., Bremervörde, Hersteller Aeris: variabel und bewegt sitzen in jeder Höhe

Quelle: Eigene Aufnahme:
Johann Wolfgang von Goethe schrieb einen Großteil seiner Werke auf einem Steh-Sitz, der heute noch im Gartenhaus Goethes in Weimar zu bewundern ist.

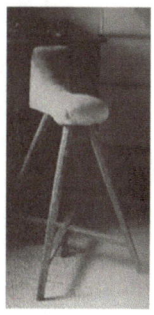

Quelle:„Das bewegte Büro"
FA. Muckenthaler Ergonomie, München, Pacellistraße 11

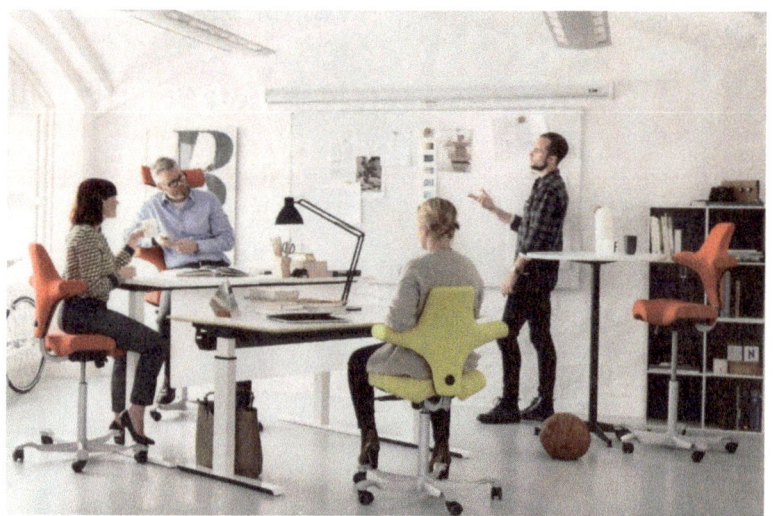

Nach flexiblen Arbeitszeiten, flexible Arbeitsweisen!

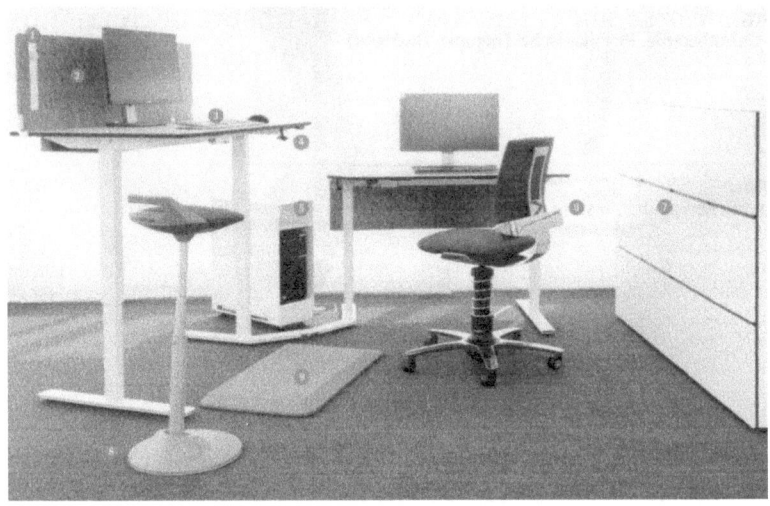

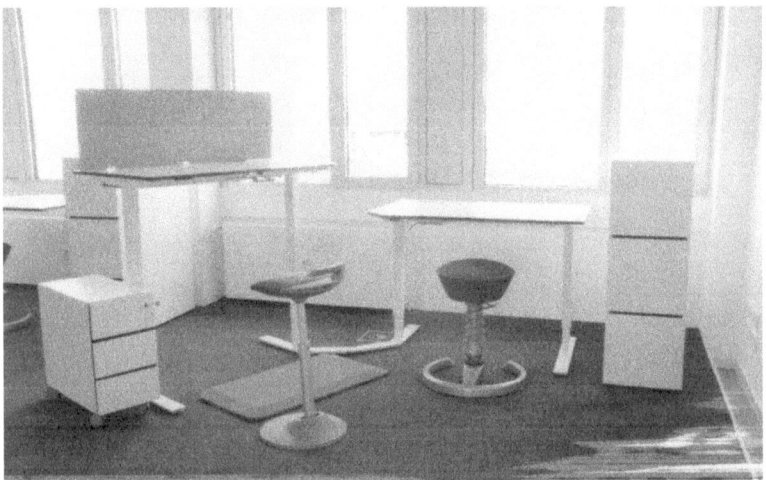

Quelle: Zertifiziertes Konzept eines „bewegten Büros", „activ office", der AGR e.V. Aktion gesunder Rücken e.V., Steh-Sitzdynamik: Durch individuellen Haltungswechsel Meetings effizient, kreativ und rückenfreundlich gestalten!

Den Mangel an Bewegung, das Bewegungsdefizit der sitzenden Gesellschaft, kann man auch mit noch so modernen „dynamischen" Bürostühlen nicht ausreichend ersetzen!

Diese Bürostühle sind auf ihre Rückenfreundlichkeit überprüft und mit Gütesiegel zertifiziert, tragen dazu bei, die gelenkigen Verbindungen von Wirbel zu Wirbel beweglich zu halten und die stabilisierenden Rückenmuskeln zu aktivieren!

Diese technisch weitgehend ausgereizten, hochentwickelten Bürostühle regen zur Bewegung an, schon allein dadurch, dass sie vereinzelt auf Federungen „schwimmen" und etwas „Leben" in das starre Sitzen bringen.

Die Sitz-Höhe, Sitz-Tiefe, Sitzflächen-Neigung und -Beweglichkeit sind nach ausführlicher Erklärung individuell einstellbar. Dazu wird noch eine dem Rücken in gewünschter Bewegungsrichtung folgende Rückenlehne angeboten.

All diese technischen Varianten wirken nur dann bewegungsfördernd, wenn sie ständig korrekt zur Anwendung kommen!

Hier drei bewegungsfördernde Kreationen:

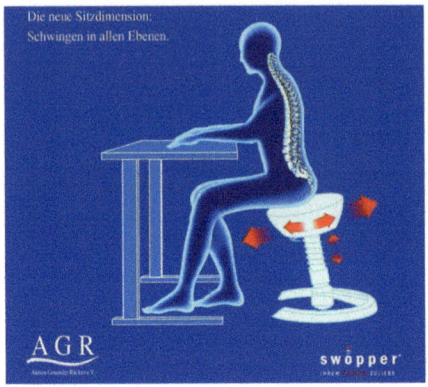

Der aeris-„Swopper", dem Sitz-Ball nachempfunden

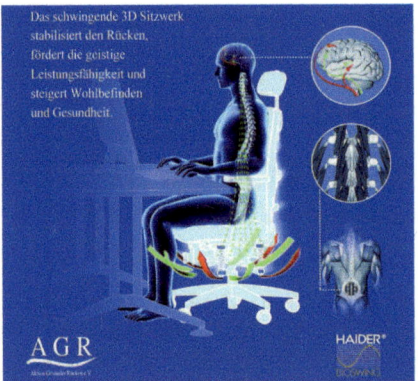

Von Haider Bioswing: Die auf Stahl-Federn gelagerte
„schwimmende", schwingende Sitzfläche, Quelle: AGR Gütesiegel

Beherrschen Sie die korrekte Einstellung Ihres flexiblen Bürostuhls?

Die **Sitzhöhe** der Stuhlfläche richtet sich nach Ihrer Unterschenkellänge. Ihre Oberschenkel fallen zum Knie hin ab. Sie sitzen aufrecht, Ihr Becken auf Ihren beiden Sitzbeinhöckern balancierend. Der Winkel zwischen dem Oberkörper und den Oberschenkeln soll größer als 90 Grad sein. Ihre beiden Füße sind plan auf dem Boden aufgesetzt. Die Sitzfläche lässt sich günstiger weise nach vorne-unten kippen, um bei vorderer Sitzhaltung am Arbeitstisch Ihr Becken aufrechtzuhalten und die Lordose, das heißt die zum Körper hin konkav ausgebildete Krümmung der Lendenwirbelsäule, zu erhalten.

Die **Sitztiefe** der Stuhlsitzfläche richtet sich nach Ihrer Oberschenkellänge. Bei vollständigem Kontakt von oberem Beckenrand und Rückenlehne passen 3 Querfinger horizontal zwischen Stuhlvorderkante und Kniekehle.

Die **Rückenlehne** soll dem Körper angepasst jeder Bewegung im Kontakt mit dem Rücken folgen, stützend, aber ohne Druck auszuüben. Die an der Rückenlehne am stärksten konvexe Wölbung, nach vorne, soll ihren maximalen Wölbungspunkt auf Gürtelhöhe finden. Die „Lordosen-Stütze", wie die konvexe Vorwölbung der Lehne genannt wird, der Lendenwirbelsäule sollte variabel und individuell einzustellen sein. Die Lehnen lassen sich in unterschiedlichen Positionen arretieren.

Ihr Arbeitsplatz sollte nicht mit dem Prädikat „sitzen geblieben" abgestempelt werden.

*Sitzkrankheiten werden nur vermeidba*r, wenn die Arbeitsplätze humanisiert, bewegungsfördernd werden! Die Humanisierung fängt mit der Architektur der Bürogebäude an. Aufzüge nur für Notfälle und Behinderte!

In London konnten Wissenschaftler vor Jahren feststellen, dass die Kassierer der Doppelstockbusse nur halb so viele Herzinfarkte hatten als die Kollegen, die im Parterre des Busses arbeiteten.

Der angestrebte Wandel der Arbeitswelt!

„Wachrütteln" in Bewegungs- und Entspannungspausen ist kein Arbeitszeitverlust!

Das „Bewegte Büro": Bewegung einplanen!

- Statt „Raucherräume" besser „Fitnessräume" einrichten für in die Arbeit integrierte und freiwillig (!) einzuhaltende Bewegungspausen (Pausen für die Bewegung!)
- Turnmatten-ähnliche Fußböden, die bei jedem Schritt dem menschlichen Bewegungssystem Haltungsreize setzen
- Zur Bewegung verleitende, farblich unterschiedlich gestaltete Flurfußböden analog den Hüpfübungen der Kinder auf der Straße, das Hüpfspiel „Himmel und Hölle"
- Einspielung von Bewegungsfilmauszügen in Großraumbüros
- Denkflure für Ideen-Entwickler
- Geh-Laufbänder für längere Videogespräche
- Ins Freie (Parks) verlegbare Geh-Vorträge per Mikrofon, analog den touristischen Führungen im Urlaub
- Gruppen-Konferenzen an Partytischen

- Obligates olympisches Treppchen am Arbeitstisch (im Text erwähnt!)
- Betriebssporteinheiten(natürlich freiwillig!)

Schulung eines neuen Bewegungsbewusstseins

Motto:

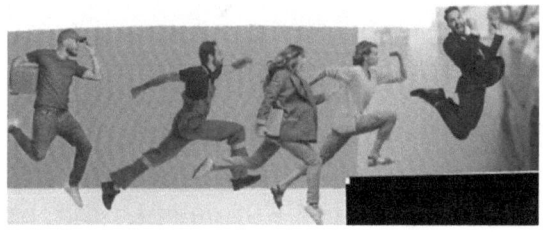

„Bewegt durch den Tag!" Den Schmerzen davonlaufen!
Quelle: Werbung: Autohaus Eder in Kolbermoor/ Obb.

Guten Morgen!
Starten Sie in den Tag mit Yoga-Übungen nach dem Aufwachen

Übungsangebot Bewegung

Aktivierung der Muskeln:
Spürbares Erwachen an der Bettkante: endlich wieder auf zwei Beinen stehen!

Aufrichten des Körpers an der Bettkante:
Denken Sie an die Erdanziehungskraft, gegen die Sie sich den ganzen Tag wehren sollten, wobei gerade das „Wehren" das ideale Körpertraining bedeutet!

„Wie soll ein Tag schon gut werden, wenn er mit Aufstehen anfängt!"

Wenn Sie dann im morgendlichen Lot angelangt sind – dabei hat Ihr Körper die geringste Arbeit gegen die Schwerkraft zu leisten –, erwachen Sie mit folgenden Übungen und programmieren Sie Ihre Muskeln auf die kommenden Anforderungen des Tages:

An der Bettkante: je nach vorhandener Kondition und gesundem Herz-Kreislauf-System, 10-, 20- oder 30-mal hintereinander Knie-und Hüftgelenke durchstrecken, Rumpf aufrichten, den Kopf zur Decke strecken, dabei die Arme horizontal nach vorne anheben.

Heutzutage ist „old fashioned" Yoga wieder modern und gefragt!

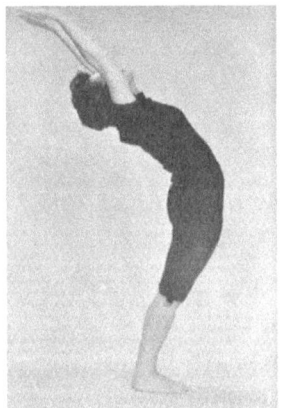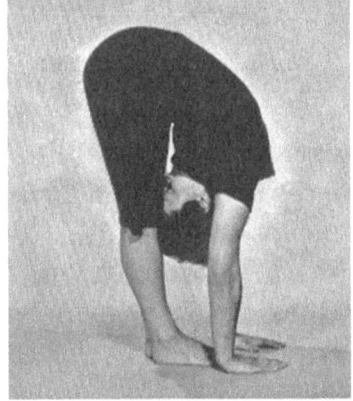

Quelle: I. Devi: "Ein neues Leben durch Yoga", Goldmann-Verlag 1965, ... radiusschaffenden Bemühungen, kombiniert mit kräftigem Einatmen/Ausatmen

Zeit für Dehnung und Kräftigung!

Übungsangebot Bewegung

Übungen für Ihre Hüftgelenke und Oberschenkelmuskeln **beim Zähneputzen!**

- Stehen Sie aufrecht und spreizen Sie die gestreckten Beine – so weit es geht – nach den Seiten; dadurch dehnen Sie Ihre Adduktorenmuskeln (Muskeln, welche die Beine zusammenführen). Verweilen Sie 2 Minuten in dieser Ab-Spreiz-Position.
- Danach machen Sie wie die Fechter einen Ausfallschritt abwechselnd nach beiden Seiten. Dabei spüren Sie in den Leisten eine Dehnung der Hüftbeugemuskeln an einem Bein und die Anspannung der vorderen Oberschenkelmuskeln am anderen Bein.

Nutzen Sie den Weg zur Arbeitsstelle im Auto

Drücken Sie Ihren Rücken immer wieder – äußerlich nicht sichtbar – fest an die Rückenlehne und halten Sie die erreichte Spannung, solange Sie mögen, ohne die Aufmerksamkeit auf den Verkehr zu verlieren.

- Strecken Sie öfter Ihren Hals in Richtung Autodach und behalten Sie stets Ihren Innen- und die Außenspiegel abwechselnd im Blick!
- Ziehen Sie gelegentlich Ihre Schultern hoch bis zu Ihren Ohren und lassen sie wieder fallen. Sie können Ihre Schultern auch „kreiseln" lassen.
- Ergreifen Sie immer wieder forciert Ihr Steuerrad,

spannen Sie beide Hände, Arme und Schultern kräftig an und entspannen Sie die Muskeln wieder nach kurzer Zeit, natürlich nur beim Geradeausfahren!
- Kurz vor dem Verlassen des Pkws drücken Sie eine Zeit lang die Fahrzeugdecke weg.

Zurück von der Arbeitsstelle, auf dem Weg nach Hause!

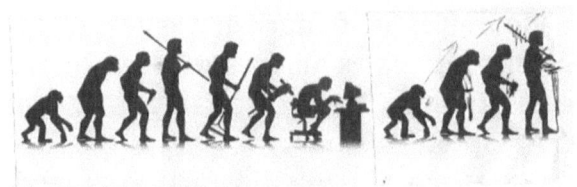

Modifizierte Karikatur „Ein gesunder Rücken kann auch entzücken", Quelle: Dr. Andreas Lotz und Physiotherapeut Luis Obererlacher, Physiotherm Werbung

Trainingsgelände U- und S-Bahn:
- Trainieren Sie Ihre Körperbalance durch wechselweise Belastung Ihrer Beine bei unruhiger Fahrt.
- Aktivieren Sie Ihre Fußmuskulatur mit Greifübungen im Schuh! Quetschen Sie mit Ihren Händen die Haltestangen oder Halteschleifen an der Decke aus!

Im Gebäude angekommen:
- Benutzen Sie die Treppe an Stelle des Aufzugs, jeden Tag etwas schneller und ausgreifender, ohne außer Atem zu kommen.
- Machen Sie ein Spiel daraus: zwei Treppenstufen aufwärts, eine zurück oder so ähnlich!

Haben Sie es schon bemerkt: Die Flure Ihrer Arbeitsstelle

haben eine Wandlung durchgemacht: Sie gehen nicht mehr geradeaus über die Flure, sondern sportlich wie in Ihrer noch vorhandenen Jugend und springen auf einem farblich oder materialmäßig gekennzeichneten Bodenbelag von „Platte zu Platte", um Ihre Mobilität und die Stabilität Ihrer Gelenke zu verbessern.

Diese Bewegungsform beinhaltet Stretching, Kondition, Koordination und Kraft und kostet Sie nichts!

Machen Sie „slide walking"
Macht riesigen Spaß, bewegt und entspannt Gesicht, Muskeln und Gemüt!

Werden Sie wieder jung und erinnern sich an das Hüpfspiel „ Himmel und Hölle"!

In Ihren Fluren eines Bürogebäudes benötigt man keine Straßen-Kreide! Es reicht, wenn die imaginären Kreidefelder mit klebbaren, farbigen Plastikplatten oder Folien gekennzeichnet sind und zum Hüpfen einladen!

Sie könnten sich auch von Zimmer zu Zimmer über Boulder-Wände bewegen!

Nutzen Sie Treppen als Trainings-Parcour!

Nutzen Sie ein Balance-Pad, ein einfaches, strapazierfähiges, nicht zu weiches Schaumgummipolster, (30x20cm), an Ihrem Arbeitsplatz zur Gleichgewichtsschulung, zum Koordinations-und Krafttraining !

Übungen für den Arbeitsplatz:

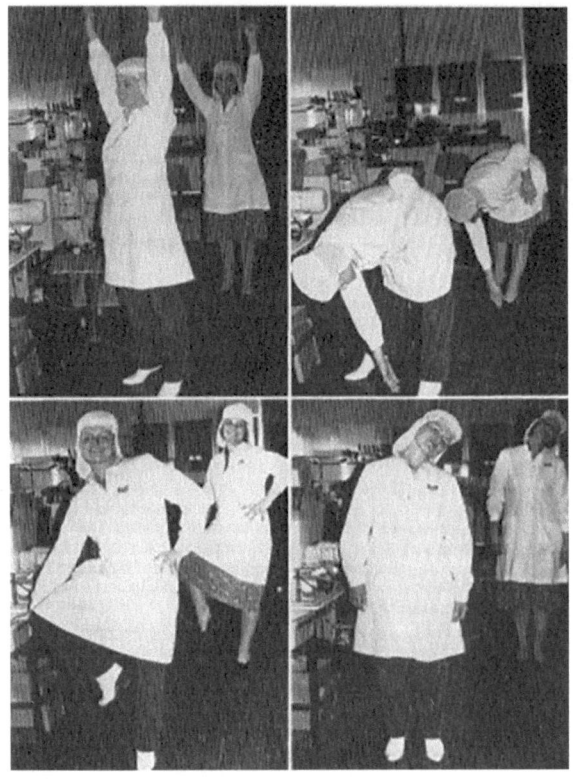

Quelle: Eigene, Fotos aus meiner Zeit als Betriebsarzt der Fa. MSD,
Sharp & Dohme Bad Aibling   Am Arbeitsplatz: „old fashioned"
locker vom Hocker!

Sofern *Gymnastik während der Arbeit* unerwünscht ist:
Führen Sie trotzig die **Aufsteh-Übung** mit der **Vorstellung, „am Stuhl festgeklebt"** zu sein, durch!

Gestaltung der Mittagspause:
• Die Fa. „Beck am Rathaus-Eck" in München bot einst

ihrem Personal Liegen zur völligen, zeitlich begrenzten Entspannung an.

- Ansonsten ist es ratsam, einen kleinen Verdauungsspaziergang ins „Grüne" zu unternehmen mit ausgiebigem „Verschnaufen" und guter frischer Luft.

Bewegung nach Feierabend:
- Am Feierabend muss man sich abreagieren, die Tagesbelastungen wortwörtlich „abschütteln"! Jetzt ist *Schattenboxen* als bewährtes Bewegungsmuster angesagt, um evtl. aufgestaute Aggressionen loszuwerden.
- *Seilhüpfen/Springen* trainiert und entspannt unsere Muskeln und baut zudem „innere" Anspannungen ab.
- Hören Sie klassische Musik und dirigieren Sie engagiert und bewegungsfreudig das Orchester! Spielen Sie den Karajan!
- Für ein wunderbares Ausklingen eines Arbeitstages eignet sich ein eingeübter Stepptanz oder auch das bayerische „Schuh-Platteln"!

Gehen Sie davon aus, dass bis zum Abend ihre sämtlichen Muskeln nach der Arbeit verkürzt sind. Da gibt es ein bewährtes Gegenmittel: Dehnungs-Übungen!

Das Dehnen der einzelnen Muskeln erhöht deren Leistungsfähigkeit und beugt Schäden (Verspannungen und Zerrungen) vor.

Nach einem langen und anstrengenden Tag sind die meisten Muskeln unseres Körpers verspannt und sollten gefühlvoll gedehnt werden!

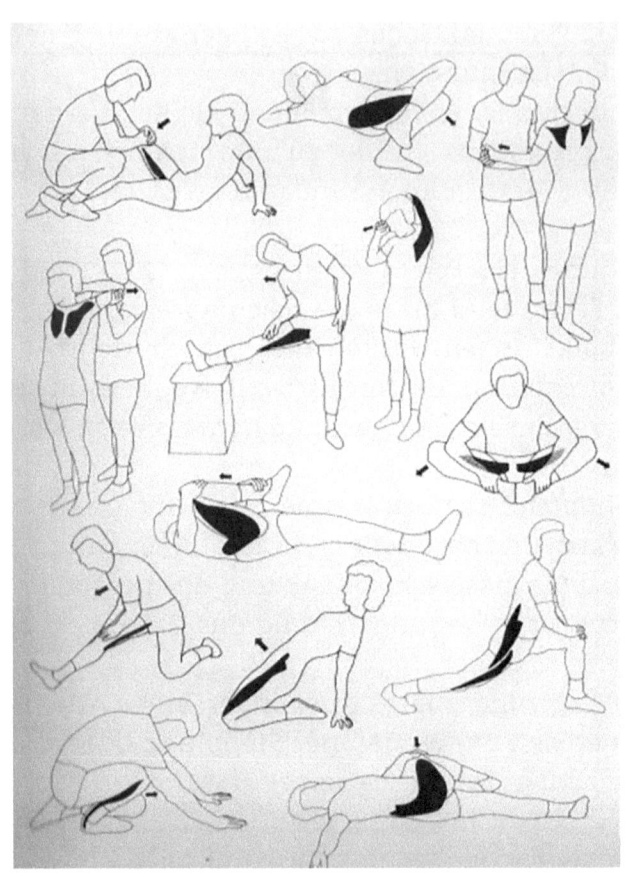

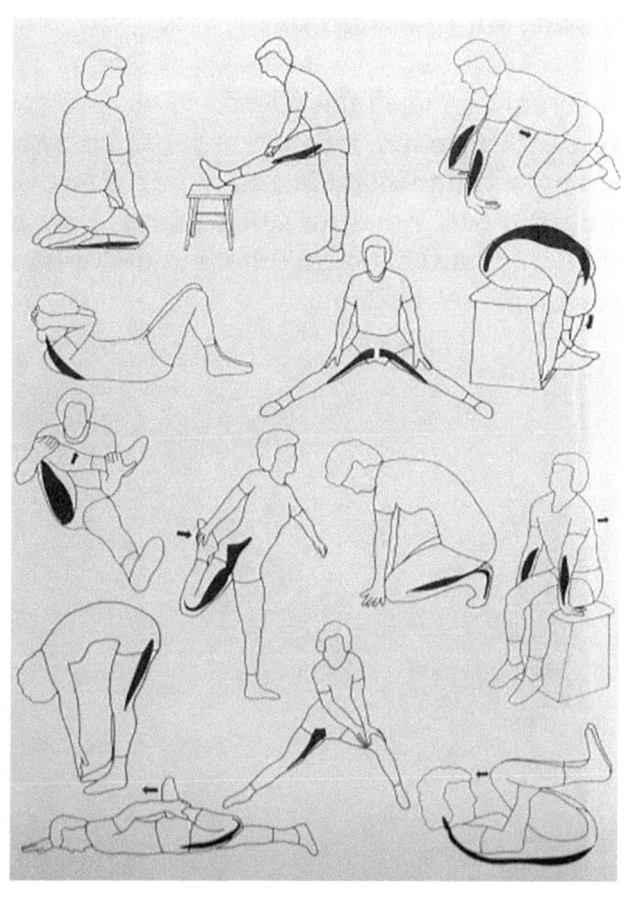

Quelle: Vom Urheber und Verfasser genehmigte und übernommene Darstellungen, Originalverlag: SölveBok, Snärestad 8, 27100Ystad, Schweden, S. A. Sölveborn: „Das Buch von Stretching" Mosaik-Verlag 1982

Übungsangebot Bewegung

Der bewegungsarme, lange Abend:
„Couchpotatoes" sollten jede Werbepause im TV für Bewegung nutzen und sich die „Beine vertreten" – nicht unbedingt auf dem Weg zum Kühlschrank – bzw. abrupt aufstehen und lauthals gestikulierend den gesendeten „Werbeschmarren" beklagen.

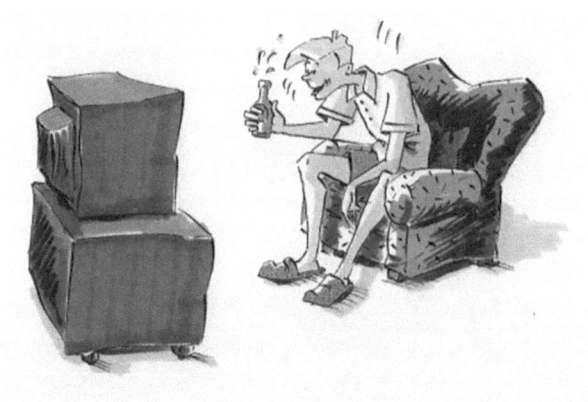

Quelle: Conny Wolf

Bedenken Sie: Die abendliche stundenlange „Glotze" kostet Sie einen Teil Ihres Lebens (wissenschaftlich nachgewiesen)!

Ein abendlicher entspannender, ermüdender Spaziergang ist eine angenehme Vorbereitung für einen „gesegneten" Schlaf!

Musik hören oder selbst musizieren sind weitere schlaffördernde Verhaltensweisen.

Die Premiummethode, in einen gesunden Schlaf zu versinken, stellt das autogene Training dar, das eine um sich greifende Schwere des „Bewegungsapparates" suggeriert.

Übungsangebot Entspannung

Das Autogene Training nach Schultz, Stufe 1, kann unter fachlicher Anleitung bzw. mithilfe einer CD erlernt werden. Die Autosuggestion – das „Sich-selbst-Einreden" – benötigt Ruhe, Zeit und Geduld.

Das Ziel der Übungen: seine Emotionen kennenzulernen und sie zu beherrschen. Setzen Sie Ihre Vorstellungskraft ein!

Die Übungen sollen in ruhiger Umgebung mit geschlossenen Augen und sitzend – am Anfang besser liegend – durchgeführt werden. Die Übung besteht aus sechs Einheiten: Schwere, Wärme, Herz, Atmung, Sonnengeflecht und Stirnkühle.

Schwere-Übung:
Ich bin ganz ruhig (1-mal)
Rechter Arm ganz schwer (6-mal)
Ich bin ganz ruhig (1-mal)
Rechter Arm ganz schwer (6-mal)
Ich bin ganz ruhig (1-mal)
Rechter Arm ganz schwer (6-mal)
Arme beugen und strecken, tief atmen, Augen auf (1-mal)

Wärme-Übung:

Ich bin ganz ruhig (1-mal)
Rechter Arm ganz schwer (6-mal)
Ich bin ganz ruhig (1-mal)
Rechter Arm ganz warm (6-mal)
Ich bin ganz ruhig (1-mal)
Rechter Arm ganz warm (6-mal)
Ich bin ganz ruhig (1-mal)
Rechter Arm ganz warm (6-mal)
Arme beugen und strecken, tief atmen, Augen auf (1-mal)

Herz-Übung:

Ich bin ganz ruhig (1-mal)
Rechter Arm ganz schwer (6-mal)
Ich bin ganz ruhig (1-mal)
Rechter Arm ganz warm (6-mal)
Ich bin ganz ruhig (1-mal)
Herz schlägt ruhig und gleichmäßig (6-mal)
Ich bin ganz ruhig (1-mal)
Herz schlägt ruhig und gleichmäßig (6-mal)
Ich bin ganz ruhig (1-mal)
Herz schlägt ruhig und gleichmäßig (6-mal)
Arme beugen und strecken, tief atmen, Augen auf (1-mal)

Atem-Übung:

Ich bin ganz ruhig (1-mal)
Rechter Arm ganz schwer (6-mal)
Ich bin ganz ruhig (1-mal)
Rechter Arm ganz warm (6-mal)
Ich bin ganz ruhig (1-mal)

Herz schlägt ruhig und gleichmäßig (6-mal)
Es atmet mich (1-mal)
Atmung ruhig und gleichmäßig (6-mal)
Es atmet mich (1-mal)
Atmung ruhig und gleichmäßig (6-mal)
Es atmet mich (1-mal)
Atmung ruhig und gleichmäßig (6-mal)
Arme beugen und strecken, tief atmen, Augen auf (1-mal)

Sonnengeflecht-Übung:
Ich bin ganz ruhig (1-mal)
Rechter Arm ganz schwer (6-mal)
Ich bin ganz ruhig (1-mal)
Rechter Arm ganz warm (6-mal)
Ich bin ganz ruhig (1-mal)
Herz schlägt ruhig und gleichmäßig (6-mal)
Es atmet mich (1-mal)
Atmung ruhig und gleichmäßig (6-mal)
Ich bin ganz ruhig (1-mal)
Sonnengeflecht strömend warm (6-mal)
Ich bin ganz ruhig (1-mal)
Sonnengeflecht strömend warm (6-mal)
Ich bin ganz ruhig (1-mal)
Sonnengeflecht strömend warm (6-mal)
Arme beugen und strecken, tief atmen, Augen auf (1-mal)

Stirnkühle-Übung:
Ich bin ganz ruhig (1-mal)
Rechter Arm ganz schwer (6-mal)
Ich bin ganz ruhig (1-mal)

Rechter Arm ganz warm (6-mal)
Ich bin ganz ruhig (1-mal)
Herz schlägt ruhig und gleichmäßig (6-mal)
Es atmet mich (1-mal)
Atmung ruhig und gleichmäßig (6-mal)
Ich bin ganz ruhig (1-mal)
Sonnengeflecht strömend warm (6-mal)
Ich bin ganz ruhig (1-mal)
Stirn angenehm kühl (6-mal)
Ich bin ganz ruhig (1-mal)
Stirn angenehm kühl (6-mal)
Ich bin ganz ruhig (1-mal)
Stirn angenehm kühl (6-mal)
Arme beugen und strecken, tief atmen, Augen auf (1-mal)

Das Autogene Training hat sich seit Jahrzehnten bewährt.

Als Ersatz für Hypnose und vermittelt eigene Körperwahrnehmungen.

Es soll nicht angewandt werden: Bei Psychosen, Schizophrenie oder depressiven Psychosen. Es fördert allgemeine Stressbewältigung und ist auch hilfreich bei Schmerzen, Herzrasen, Neigung zu Hyperventilation und Ohnmachtsanfällen.

Es bewährt sich bei Ängsten, Überlastung, Beherrschung von ausufernden Emotionen. Es Ist gut lernbar mit Hilfe von CDs!

Hinweis:
Bei der Zusammenstellung haben wir Abbildungen ent-
lehnt, deren Quellen wir nicht zurückverfolgen konnten;
potentielle Inhaber von Urheberrechten können sich an
den Autor wenden!

Literatur

Autorenteam SVSS und Bundesverbandes der deutschen Rückenschulen: PMSI Holdings Deutschland GmbH, Geschäftsbereich Bugamor 1993: „Sitzen als Belastung", Aspekte des Sitzens, Lehrunterlagen

Barlow, W.: „ Die Alexander Technik", 3. Aufl. Kösel Verlag, München 1983

Eikhoff, H.: „Himmelsthron und Schaukelstuhl – Die Geschichte des Sitzens". Carl Hanser Verlag, Wien 1993

Friedrich, A. W: „Tai Ji Quan". Gräfe & Unzer Verlag, München 2005

Froböse, I.: „Muskeln – die Gesundmacher", 4. Aufl. Ullstein Verlage 2023

Fuhrmann, P./Trutz-Carlisi, L.: „Dem Handy-Nacken an den Kragen gehen". Zeitschrift AGR aktuell 2020/63

Geisler, A. : „So macht Bewegung den Kopf an". Stern Wissen vom 12.11. 2020

Green, E./ Green, A.: „ Biofeedback – eine neue Möglichkeit zu heilen". Hermann Bauer Verlag, Freiburg 1978

Hassenstein, B.: „Biologische Kybernetik. Mayer Verlag, Heidelberg 1970

Heller, J.: „Resilienz – 7 Schlüssel für mehr innere Stärke", 10. Aufl. Gräfe & Unzer Verlag, München 2013

Jochem, C./Leitzmann, M.: „Sitzstreik". Herder Verlag, Freiburg 2018

Kattenbeck, M.: „Progressive Relaxation – ein sinnvolles Entspannungsverfahren". Diplomarbeit an der Ludwig-Maximilians-Universität München 1990

Lechner, W.: „Varizen – was tun? Pumpmechanismen des venösen Rücktransports". Bayersdorf Medical Bibliothek. Modifiziert nach Prof. Staubesand

Lindemann, H.: „Einfach entspannen". Wilhelm Heyne Verlag München, Copyright by Mosaik Verlag 1984, Gräfe & Unzer Verlag 2005

Müller-Wohlfahrt, H.-W.: „Bewegung – Das Lebenselixier für unsere Gesundheit". Insel Verlag 2022

Reinhardt, B.: „Die stündliche Bewegungspause". „Dauer- und falsches Sitzen macht krank!" Hippokrates Ratgeber 1983

Reinhardt, B.: Sitzen macht krank – die stündliche Bewegungspause schützt". In: Nöldner, K. (Hrsg.): „Medizin, Gesundheit, Politik". Deutscher Ärzte-Verlag, Köln 1986

Reinhardt, B.: Die aktive Bewegungspause am Computerarbeitspatz". Zeitschrift KG. Intern 1987

Reinhardt, B. (Hrsg.): „Die große Rückenschule", 4. Aufl. PERIMED-Spitta Verlag, Balingen 1993

Starett, K./Starett, J./Cardoza, G.: „Sitzen ist das neue Rauchen". Riva-Verlag, München 2016

Suchert, V.: „Sitzen ist fürn Arsch", 4. Aufl. Heyne Verlag, München 2017

Vernikos, I.: „Sitzen gefährdet Ihre Gesundheit", VAK Verlags GmbH 2015

Anmerkungen

1   Zitate aus: Hajo Eickhoff: Himmelsthron und Schau-
    kelstuhl. Verlag Carl Hanser, München – Wien 1993
2   NDR, die Bewegungs-Docs 21.02.2022
3   Ralf Laging: „Warum macht bewegte Schule Sinn?"
4   Green, E./Green, A. in: „Biofeedback" – eine neue
    Möglichkeit zu heilen. Herman Bauer Verlag, Frei-
    burg 1976
5   Johannes Raschinsky, Institut für Sportwissenschaf-
    ten und Sport der Bundeswehr-Universität München:
    „Spring dich fit", 2. Aufl. Mayer & Mayer-Verlag 2008

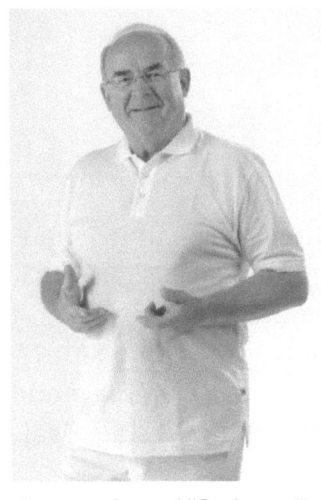

Facharzt für Orthopädie, Sport-
medizin, Badearzt, Betriebsarzt,
Manualtherapie, Naturheil-
verfahren, Psychosomatisches
Grundversorgung.

Mitbegründer und Förderer der
Rückenschule in Deutschland.

Initiator und Begründer des
„Bundesverbandes deutscher
Rückenschulen" BdR e.V. und
dessen langjähriger Erster Vorsitzender.

Wissenschaftlicher Berater der Gütesiegelvergabe „rü-
ckenfreundlicher Produkte jeder Art" der „Aktion Gesunder Rücken" AGR e. V.

Mitveranstalter wissenschaftlicher Kongresse und bun-
desweiter Seminare zum Thema Rückengesundheit.

Wissenschaftlicher Berater und Mitwirkender bei TV Ge-
sundheitssendungen.

Als Autor Veröffentlichung mehrerer Berater-Bücher, He-
rausgeber wissenschaftlicher Zusammenfassungen von
Fachkongressen und wissenschaftlicher Artikel.